하루 세 끼가 내 몸을 망친다

하루 세 끼가 내 몸을 망친다

이시하라 유미 지음 | 황미숙 옮김

살림Life

건강에 가장 좋은 약, 소식(小食)

요즘 메타볼릭 신드롬(metabolic syndrome)이라는 말을 종종 듣는다. 일본에서는 내장지방증후군이라고 하는데, 이는 정확하게 번역한 것이 아니다. metabolism은 대사, syndrome은 증후군이니 대사(이상)증후군이라고 해야 한다. 메타볼릭 신드롬의 진단기준은 다음과 같다.

- 허리둘레가 85센티미터 이상(남성)

- 고혈압(최고혈압 130mmHg 이상, 최저혈압 85mmHg 이상)

- 고지혈증(중성지방 수치 150mg/dl 이상, 정상치 50~149mg/dl)

- HDL(좋은) 콜레스테롤 수치 40mg/dl 미만(정상치 40~70mg/dl)

- 고혈당(혈당 110mg/dl 이상, 정상치 70~109mg/dl)

이 가운데 두 가지 이상에 해당하면 메타볼릭 신드롬 대상자인데, 일본 남성 두 명 가운데 한 명이 여기에 해당한다. 자세히 보지 않더라도 메타볼릭 신드롬에는 '고' 지혈증, '고' 혈당＝당뇨병, '고' 염분혈증＝'고' 혈압, '고' 체중처럼 '고' 가 달린 병이 많은데, 이는 '영양 과잉병', 즉 '과식병' 이라고 할 수 있다.

과식하면 체내에 여분의 지방과 당분이 늘어나 메타볼릭 신드롬이 나타나는데, 이는 그밖에 많은 질병의 유발요인이나 원인으로 작용한다. "약간 모자란 듯 먹으면 의사가 필요 없고, 배부르게 먹으면 당해낼 의사가 없다."라는 말이 있듯이 과식은 만병의 근원이어서 의사가 아무리 많아도 어찌할 수 없는 사태를 불러오고 만다.

30여 년 전에 13만 명 정도였던 일본의 의사 수는 현재 28만 명으로 배가 늘었다. 하지만 병원은 늘 환자들로 넘쳐나고 연간 33조 엔의 의료비를 지출하면서도 질병이나 환자는 줄어들 기미가 보이지 않는다. 이는 일본인이 '과식＝배부르게 먹은 상태' 이기 때문이다.

요즘 '면역' 이라는 말을 자주 한다. 면역은 글자 그대로 '역＝질병' 을 면하기 위해서 몸에 갖추고 있는 능력을 뜻한다. 즉 혈액 속을 멋대로 헤엄치는 '아메바처럼 생긴 백혈구' 라는 단세포생물의 힘을 말한다. '백혈구' 는 30억 년 전에 지구상에 출현한 시원생명이 아닌가 하는 의견이 있다.

배부르게 먹고 마시면 음식물에 들어 있는 영양소가 위장에서 혈액으로 흡수되어 혈중 영양상태가 좋아진다. 그러면 영양소를 잔뜩 먹은 백혈구도 배가 불러 외부에서 미균이나 알레르겐이 침입하거나 체내에 암세포가 발생해도 먹으려고 하지 않는다. 따라서 '면역력' 이 떨어지게 된다.

거꾸로 공복일 때는 혈중 영양상태가 좋지 않아서 백혈구도 영양을 충분히 섭취하지 못하므로 미균이나 알레르겐, 암세포가 발생하면 이를 먹고 처리하는 능력이 높아진다. 즉 면역력이 증강된다.

인간이든 동물이든 병에 걸리면 식욕이 없어지는 것은 백혈구의 힘을 강화하여 병을 물리치려는 반응 때문이다. 따라서 평소에 조금 모자란 듯 먹고 공복감을 약간 느끼는 정도로 지내면 병에 걸리지 않는다. 반대로 배부르게 먹으면 각종 병에 걸리기 쉬운 상태가 된다. 6,000년 전 만든 이집트 피라미드의 비문에 이런 말이 있었다고 한다.

"Man lives on 1/4 of what he eats. The other 3/4 lives on his doctor."

이를 직역하면 "사람은 먹는 양의 4분의 1로 산다. 나머지 4분의 3은 의사를 배부르게 한다."이다. 즉 '병은 과식에서 오는 것'임을 우리에게 알려주는 것이다.

이 책에서는 '안 먹는 건강법('食べない'健康法)', 즉 소식을 다뤘다. 그것도 '하루 두 끼' 또는 '하루 한 끼'만 먹는 '초소식' 건강법을 다뤘다.

'하루 한 끼'라고 하면 '그걸 먹고 어떻게 사느냐'며 놀라는 분도 많을 것이다. 하지만 나는 오랜 기간 '하루 한 끼' 식생활을 계속했는데도 몸에 전혀 문제가 없다. 문제는커녕 소식 덕분에 날마다 바쁘지만 건강하게 보낸다. 바빠서 무언가 먹는 시간을 점점 줄일 정도다. 그러는 편이 몸에는 더 좋기 때문이다.

내 권유와 지도로 하루 한 끼 또는 두 끼만 먹는 분들이 많다. 그중에서 극히 일부의 '체험수기'를 이 책에 소개했다. 다들 소식을 권하는 사람과 만나 놀라는 것으로 시작해서 오랫동안 고통받은 질병 치유, 완화 등 눈에 띄는 효과를 체험하는 기쁨을 거쳐 마지막에는 감사의 말을 전하는 것으로 수기를 끝낸다. 그분들은 생명의 위기에 직면하여 그야말로 지푸라기라도 잡는 심정으로 내가 권한 소식건강법을 실천했다.

이 책에는 이제껏 내가 주장한 '소식건강법'을 집대성했다. 내 체험을 소개하는 것으로 시작하여 소식이 몸에 좋은 근거, 구체적인 소식 실천법, 여러분이 품을 의문까지 소식건강법의 모든 것을 망라할 생각으로 썼다. 꼭 읽고 여러분의 멋지고 건강한 인생을 위해 활용하면 좋겠다.

2007년 12월의 어느 길일, 이시하라 유미

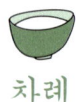

차례

제5장 따뜻한 몸으로 체질을 개선하라

제6장 '소식'으로 병을 치료한 사람들의 이야기

제7장 소식 생활, 이것이 궁금하다!

하루 한 끼만 먹고도
건강한 사람들

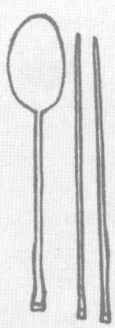

小食

의사와 프로복서가 실천하는 하루 한 끼 건강법

일본의 도쿄, 오사카, 나고야 등 대도시권을 중심으로 100만 부 이상의 판매부수를 자랑하는 「일간 현대(日刊ゲンダイ)」는 정치뿐만 아니라 경제, 사회, 건강, 스포츠, 오락에 이르기까지 폭넓은 분야의 기사를 다루는 석간지로, 샐러리맨과 자영업자들에게 사랑을 많이 받고 있다.

이 「일간 현대」에 2006년 10월부터 '소문난 의사의 건강한 하루'라는 칼럼이 연재되기 시작했다. 나 또한 '각계 저명인사들, 인기 있는 독자적 식사요법 제창'이라는 제목으로 글을 쓴 적이 있는데, 당시에 쓴 칼럼을 뒤에 실었으니 참조하기 바란다.

「일간 현대」 연재 10회째에 등장한 주인공은 도쿄의 유명한 사립 대학 의학부 심장혈관외과의로 계신 A교수(51세)이다. 그의 인터뷰 내용을 요약하면 다음과 같다.

나이 50에 접어들 무렵 건강진단을 받은 결과 여러 항목에서 '주의 요함'이라는 판정이 나온 A교수. 그러다가 2006년 4월 학회에서 만난 한 동료의사가 예전에는 약간 뚱뚱한 편이었는데 갑자기 날씬해진 것을 보고 그 이유를 물었는데 "몸이 아파서 약해진 몸을 회복하려고 저녁 한 끼만 먹는 하루 한 끼 건강법을 실천했더니 체력도 회복되고 살도 빠졌다."는 이야기를 듣는다.

이에 A교수도 곧장 실행하리라 결심한 뒤 아침, 점심은 요구르트나 저칼로리 수프만으로 때우고(총 300칼로리 정도), 저녁식사 때는 1,500칼로리를 섭취하여 하루 1,800칼로리 이내로 식사량을 줄였다. 그 결과 실행 5개월째에 접어들면서 168센티미터에 76킬로그램이던 몸무게가 67킬로그램으로 줄었고, "몸이 가뿐해진 덕분에 수술하는 것도 예전처럼 힘들지 않다."는 것이다.

이 시리즈의 속편이라 할 '텔레비전에 자주 등장하는 인기 의사들의 건강법'이 2007년 4월부터 「일간 현대」에 연재되었는데, 3회째에 등장한 사람도 도쿄의 사립의대 뇌신경센터 강사로 유명한 의학박사 S(48세)이다. 그의 인터뷰 내용은 이러했다.

S는 170센티미터에 70킬로그램으로 비만의 문턱에 있다가 현재 학생시절 체중이던 55~56킬로그램으로 감량되어 몸이 한결 편해졌다. 살이 빠진 이유는 하루 한 끼도 겨우 먹을 만큼 바빴기 때문이라고 한다. 시간에 쫓기며 고작 점심 한 끼를 먹는 게 다였다고. 게다가 최근에는 이틀에 한 끼밖에 안 먹는 듯하고, 가끔은 사흘에 한 끼만 먹기도 한다. 그런데도 위가 줄어들었는지 별달리 식욕이 없다.

지금은 날렵해진 몸 덕분에 뛰어도 숨이 차지 않고 집중력도 향상되어 컨디션이 상당히 좋다. 옛날 사람들은 식생활이 소박하여 대체로 몸이 말랐다. 그들의 후손인 현대인 또한 음식을 어느 정도 안 먹더라도 견딜 수 있는 유전자를 지녔다고 한다. 그런데도 현대인은 식생활이 풍족해 점점 식욕이 왕성해지고 위산 분비도 늘어나 위가 커지면서 계속 더 심한 배고픔을 느끼는 악순환에 빠지고 말았다.

16

2007년 5월 15일자 「아사히신문(朝日新聞)」의 '스포츠 클리닉' 코너에 전 WBC 밴텀급 챔피언 다쓰요시 조이치로(辰吉丈一郎, 37세)에 관한 기사가 실렸다. 그중에 '…… 매일 아침 로드워크를 40분씩 하지만 식사는 10년 가까이 하루에 한 끼만……' 이라는 대목이 있다. 그의 체중은 56킬로그램이라고 한다.

요컨대 때로는 열 시간 이상 걸리는 대수술을 집도해야 하고 연구활동과 학생지도에도 바쁜 의대 교수나 강사들뿐만 아니라 매일 격한 운동을 하는 복서가 '하루 한 끼'만 먹고도 건강하게 활약하고 있다. 이는 우리가 하루 한 끼만 먹어도 충분히 건강하게 활동할 수 있음을 증명하는 셈이 아닐까?

풀숲에 숨어 있다가 가까이 온 초식동물을 쫓아가서 사냥하는 밀림의 왕 사자조차 사냥에 성공하는 것은 대여섯 번에 한 번꼴이라고 한다. 따라서 2, 3일에 한 번 식사하는 셈이다. 사자가 이 정도이니 다른 동물들은 더 말할 것도 없다!

야생동물은 대부분 하루 종일 먹잇감을 찾아다니지만 대개 아주 작은 포획물만 손에 넣는다. 그들은 돌아다니면서 근육을 사용하기 때문에 체온이 높고, 대체로 공복상태여서 병에 걸리지 않는다. 동물의 세계에서 병에 걸리는 것은 인간과 애완동물뿐인데, 둘 다 거의 운동하지 않으면서도 공복 여부에 상관없이 하루 세 끼나 그 이상을 먹기 때문이다.

인류는 300만 년 역사 가운데 299만 9,900년 이상을 굶주림 속에서 살았기 때문에 '공복'일 때 건강을 유지할 수 있는 신체를 갖고 있다. 그런데 과식하면 당, 지방, 단백질 같은 영양소를 어떻게 처리해야 할지 몰라 고혈당(당뇨병), 고지혈증(지방간, 동맥경화), 고뇨산혈증(요산성 관절염), 비만 등 수많은 영양과잉병에 걸리는 것이다.

나는 도쿄의 조용한 동네에서 작은 진료소를 운영한다. 주로 한약을 처방하고 치료하는 자유진료(비보험진료)를 한다. 그런데도 최근 10년 동안 텔레비전과 라디오, 신문, 잡지에 등장할 기회가 많아지면서 예약환자가 늘어났다.

초진환자 한 사람당 30분 넘게 진료하고 기존 환자 진찰도 병행하기 때문에 초진환자는 하루에 두세 명밖에 볼 수 없다. 그래서 지금은 초진환자가 예약 신청을 하고 실제로 진료를 받기까지 3년이라는 긴 시간이 걸리는 초유의 사태가 벌어지고 있다.

이런 상황 때문에 D씨는 3년까지 기다리지 못하고 시코쿠(四國)의 가마이케 토요아키(釜池豊秋) 선생에게 먼저 진찰을 받았다. 그는 후에 다시 내 진료소에서 진찰을 받았는데, 각종 데이터를 들고 와서는 "'가마이케식'이라는 식사요법을 쓰자 날마다 상당량의 인슐린 주사를 맞아야 할 만큼 심각했던 당뇨병이 겨우 몇 개월 만에 완치되었다."고 말했다.

지금 일본에는 1940~1950년대에 몇 백 명밖에 없던 당뇨병 환자가 당뇨병 예비군까지 포함해서 1,620만 명이나 있다. 하지만 가벼운 당뇨라면 '하루 두 끼 이시하라 기본식'으로 치료할 수 있고, 조금 심한 당뇨병이라도 '하루 두 끼 기본식'으로 소식하고 어느 정도 익숙해지면 점심을 당근·사과주스나 생강홍차로 대체하고 저녁만 먹는 '하루 한 끼' 식생활을 실천하다 보면 반드시 개선된다는 것이 내 지론이다.

평소 이런 생각을 하던 터라 D씨의 체험담을 듣고도 그리 놀라지 않았다. 오히려 "내가 생각하는 식이요법이 효과가 있구나." 싶어 기쁘기 한량없었다(당뇨병 약을 복용하거나 인슐린 주사를 계속 맞을 때는 '하루 한 끼 또는 두 끼' 단식은 절대 금물이다! 음식을 먹지 않고 당뇨병용 경구제제를 복용하거나 인슐린 주사를 맞으면 저혈당 발작으로 생명이 위험할 수도 있다).

마침 2007년 5월 17일자 「아사히신문」의 '다큐멘터리 의료위기'에 가마이케 선생 이야기가 소개되었다.

애히메 현 우와지마시(愛媛縣 宇和島市)에서 개업의로 일하는 가마이케 토요아키는 교토대학 의학부 출신으로 60세이다. 원래는 정형외과의였는데, 체험을 많이 한 후 독자적인 식사요법을 확립했다고 한다.

그가 제창한 '가마이케식' 식사요법은 아침, 점심을 거르는 '하루 한 끼 식사법'으로, 저녁은 되도록 당질을 섭취하지 않고 육류와 녹색채소를 중심으로 먹는 식이요법(지질과 단백질 제한은 없음)이다. 1999년부터 당뇨병 외에도 비만과 노화방지에 이 식사요법을 실시한 결과 성과가 컸다고 한다.

이처럼 '하루 한 끼 건강법'은 건강에 좋을 뿐만 아니라 많은 만성질환을 치료하는 원동력이 된다. 물론 '소식', '단식'의 효능을 생각하면 지극히 당연한 일이지만 말이다. 하지만 하루 한 끼 건강법을 처음 시도할 때 지금까지 '하루 세 끼' 먹던 식사를 갑자기 한 끼로 줄여서는 안 된다.

먼저 아침에는 당근·사과주스 한두 잔, 점심에는 메밀국수, 저녁에는 뭐든지 먹어도 되는 '이시하라 기본식'을 실천하자. 제대로 실천된다 싶어 하루 한 끼만 먹고도 생활할 수 있을 것 같으면, 점심을 아침식사처럼 '당근·사과주스나 생강홍차'로 바꾼다. 도중에 공복감이나 저혈당증상(가슴이 두근거리고 초조함, 현기증, 손 떨림 등이 나타남)이 있으면 초콜릿, 사탕, 흑설탕을 넣은 생강홍차를 먹으면 좋다.

小食

하루 한 끼 건강법이 가능한가?

나는 태어날 때부터 몸이 약했는데 아기 때는 고열이 자주 나서 부모님 맘고생을 많이 시켰다. 중학생이 되면서는 꽤 건강해졌지만, 고등학교에 진학하자 만성설사 때문에 무척 고생했다. 양약도 복용하고 한약도 먹었지만 그다지 호전될 기미가 보이지 않았다. 시험이 있거나 학교행사 때문에 긴장하면 설사는 더 심해졌고, 외출할 때에는 늘 화장실 위치를 확인해둬야 했다.

　이런 증세를 종합해 생각하면 그때 나는 '과민성대장염'이었던 것

같다. 물론 당시에는 그런 병명이 없었던 듯하지만 말이다.

대학에 입학하고 나서 각종 민간요법 책을 찾아 읽었다. 그러다가 도쿄대학 의학부 명예교수 후타키 켄조(二木謙三) 박사의 『음식과 질병(食べ物と病氣)』, 니시의학의 제창자 니시 카쓰조(西勝造) 선생의 『니시식 건강독본(西式健康讀本)』 등을 접했는데, 다들 '소식이 좋다', '녹즙이 몸에 좋다'는 게 아닌가. 그래서 2학년 때 아침식사로 양배추와 사과로 만든 주스만 먹는 데 도전했다.

그러자 4년 가까이 나를 괴롭혀온 '설사와 잔변감'이 말끔히 사라졌다. 그때 나는 식사 섭취법이나 음식이 건강과 얼마나 밀접하게 관련되었는지 절감했다.

3학년 때부터 파워리프팅 클럽에 들어가 몸을 단련할 수 있었던 것도 아침식사를 거르고 녹즙을 마시는 소식요법으로 건강을 회복한 덕분이었다.

그리고 웨이트트레이닝을 하자 몰라보게 근력이 생기더니, 졸업할 즈음에는 전 규슈 학생 파워리프팅대회 경량급에서 우승하기에 이르렀다. 내가 벤치프레스 100킬로그램, 스쿼트 150킬로그램을 들어 올리자 다들 "64킬로그램의 작은 체구로 대단하다."며 놀라워했다.

대학 졸업 후 혈액내과에서 의사로 일하게 되었는데, 백혈병, 재생불량성 빈혈, 악성 림프종 등 당시에는 치료성과가 충분하지 않던 난치병 환자들을 자주 접했다.

그 영향 때문인지 나는 예방의학에 관심을 갖게 되었고, 건강하게 장수할 수 있는 방법을 연구하겠다는 일념으로 대학원 박사과정에 응시하여 합격한 뒤 4년간 연구생활을 참으로 알차게 했다. 연구실에서는 '음식이나 운동에 따라 백혈구의 면역능력이 어떻게 변하는지'를 연구했다. 시간이 있을 때면 미국의 자연식 운동을 공부하기도 하고, 코카서스의 장수촌에 가서 그들의 식생활을 조사하기도 했다.

또 1897년 설립 이래 식사요법만으로 병을 치료하는 스위스 벤너병원의 식사요법을 공부한 것도 이 무렵이다. 코카서스의 장수촌에 갈 때는 모스크바에 있는 니콜라이예프 교수의 단식병원에 꼭 들러 강의를 듣거나 견학을 하기도 했다.

이러한 다양한 경험으로 '식생활이 건강과 병에 얼마나 관련되었는지'를 공부할 수 있었고, 모스크바의 단식병원에서는 암, 심장병, 고혈압, 정신병 등이 단식으로 치료되는 것을 보고 무척 놀랐다.

대학원을 마치고 상경하여 얼마간 사립 진료소에서 근무한 뒤 1982년에 개업했다. 1985년에 이즈(伊豆)에 '당근주스만 마시고 건강을 되찾는 보양시설'을 창설했는데, 이 보양시설에서는 22년 동안 약 3만 명이 주스 단식으로 젊음과 건강을 회복하고 돌아갔다.

전 총리, 전 후생노동성 장관을 비롯해 국회의원, 학자, 재계와 법조계 인사부터 학생에 이르기까지 각계각층의 사람이 다녀갔다. 최근에는 의사들도 많이 참여한다.

이 '주스 단식 보양시설'을 경험하면서 '우리 문명인이 얼마나 많이 먹는지', '단식 또는 소식을 실천하면 얼마나 건강해질 수 있는지'를 확신하게 되었다.

요즘은 나도 더 바빠졌다. 도쿄 클리닉에서 진찰, 이즈의 보양시설에서 매주 건강강연, 연간 50~60회 라디오와 텔레비전 출연, 연간 40~50회 전국 각지에서 강연회, 연간 10~20권 책 집필 등 '월월화수목금금'으로 살아가고 있다.

45세까지는 아침에 당근·사과주스 두 잔, 점심에 국수, 저녁은 뭐든지 좋아하는 것을 먹는 생활을 계속했다. 하지만 45세를 넘기면서는 하루 두 끼만 먹어도 살이 찌는 것 같은 데다, 점심시간이면 각종 잡지사 기자들이 인터뷰하러 오는 바람에 흑설탕을 듬뿍 넣은 생강홍차를 두 잔 마시는 것으로 점심을 대신하고 있다.

결국 현재 생활은 주 4~5회는 이즈에 있는 집에서 자가용, 전철, 신칸센, 택시를 갈아타고 편도 두 시간 반을 들여 도쿄의 클리닉으로 통근하고, 저녁에는 같은 코스로 귀가하여 곧장 4~5킬로미터쯤 조깅을 한다. 주 이틀 이즈에 있을 때는 일이 끝난 뒤 보양시설에 있는 체육관에서 웨이트트레이닝을 한다.

이 덕분에 59세인 지금도 벤치프레스 100킬로그램, 스쿼트 150킬로그램을 들어 올릴 수 있으며, 162센티미터로 단신이기는 하지만 몸무게 64킬로그램의 군살 없는 근육을 자랑한다.

식사는 아침에는 당근·사과주스 두 잔에 생강홍차 한 잔, 점심에는 생강홍차 두 잔, 저녁에는 좋아하는 어패류, 밥, 된장국, 낫토, 두부 등을 먹는다. 술은 맥주나 청주를 1~2홉(180~260밀리리터)쯤 마시는 수준이다.

환자들에게 알통을 만들어 보이며 하루 한 끼＋당근·사과주스 두 잔＋생강홍차 석 잔만 먹는다고 말해도 좀처럼 믿지 않지만 결코 거짓말이 아니다. 가끔 전병이나 양갱, 초콜릿 등 간식을 먹긴 하지만 말이다.

이렇게 먹고 골골하면 무슨 말을 들어도 할 수 없지만, 59세인 지금 노안도 없고 100미터 달리기는 12초 9대에, 400미터 달리기는 59초대에 달린다. '피곤하다', '기운 없다'와 같은 노화증상은 없으며 생활습관병이나 혈액검사 수치에 이상이 없음은 물론이다.

때때로 갑자기 강연 의뢰가 들어오거나 텔레비전 출연 제의가 있어서 평소보다 훨씬 바빠지기도 한다. 그때는 식사량을 평소의 3분의 2나 2분의 1로 더 줄이려고 한다. 그러면 평소 식사량으로는 해내기 힘든 일들도 가뿐하게 처리할 수 있다.

세 끼를 꼬박꼬박 챙겨먹던 사람이 갑자기 한 끼만 먹으려면 무리가 온다. 이 책에서 말하는 것처럼 '하루 두 끼＋아침은 생강홍차 한두 잔 또는 당근·사과주스 한두 잔'에서 시작하는 것이 바람직하다. '공복이 주는 편안함'을 깨달으면 몸은 건강해진다.

수기1 3개월 만에 당뇨병에서 탈출하다

체중이 72킬로그램에서 83킬로그램으로 갑자기 늘어난 2003년경부터 음부와 전신의 가려움, 갈증을 느꼈습니다. 2004년 8월 16일 건강검진을 받은 결과 당뇨병, 고지혈증, 지방간, 비만, 좌주변망막변성증(당뇨병성 망막증)이라는 진단을 받았습니다.

검사치는 y-GTP 88, 중성지방 273, 총콜레스테롤 271, HbA1c 7.9, 혈당치 177(공복일 때 혈당), 381(2시간 후 혈당), 체중 77.3킬로그램(키 172센티미터)이었습니다.

이전에 복지관련 일에 종사했을 때 당뇨병을 앓던 분들이 신부전 같은 합병증으로 돌아가시는 것을 많이 봤기에, 제가 당뇨병이라는 이야기를 듣고 하늘이 무너지는 듯했습니다.

당뇨병은 일반적 치료방법으로는 치유되지 않음을 알고 있었기에 좋은 치료법을 찾다가 무심코 들른 서점에서 선생님이 쓰신 책『'몸을 따뜻하게' 하면 병은 반드시 낫는다(「體を溫める」と病氣は必ず治る)』를 보고 당장 구입했습니다.

날마다 당근·사과주스(당근 두 개, 사과 한 개), 생강홍차(약 넉 잔), 점심에는 국수를 먹으면서 조깅과 사우나를 실천한 결과, 체중은 2개월 만에 72킬로그램까지 줄었지만 그 이상은 좀처럼 줄지 않았습니다.

그래서 이시하라 선생님이 실천하고 계신 하루 한 끼 또는 한 끼 반(아침은 당근·사과주스 두 잔, 생강홍차 한 잔, 점심은 배가 고플 때만 된장국, 초콜릿, 요구르트 등을 먹는) 식이요법을 실행한 결과 2005년 7월 27일 건강검진에서는 검사 수치에 큰 변화가 일어났습니다. y-GTP 30, 중성지방 134, 총콜레스테롤 235, HbA1c 5.2, 체중 66킬로그램으로 말입니다. 그리고 최근에는 HbA1c 5.1(2006. 2. 10)이라는 검사결과가 나와 지금은 당뇨병과 무관한 생활을 합니다.

정말로 감사합니다.

사족이지만 제 이야기를 들은 형은 날마다 생강홍차를 마시고 한 달 만에 6킬로그램(72→66킬로그램) 감량에 성공했습니다.

마지막으로 이시하라 선생님께 다시 한 번 감사 인사 드리면서, 더 많은 활약 부탁드립니다.

– C.K(40세 남성)

C.K가 말한 것처럼 2~3개월의 혈당치 평균을 보여주는 HbA1c 7.9는 당뇨병 중간단계라 할 수 있다. 그대로 두거나 치료해도 혈당이 충분히 조절되지 않으면 실명하거나 신부전(인공투석)에 걸릴 수도 있었다.

그랬던 것을 약은 전혀 복용하지 않고 식이요법과 조깅(하루 1만 5,000걸음 목표)만으로 3개월도 채 되지 않은 시간에 당뇨병을 완전히 극복했다. 그리고 그 뒤에도 계속 소식한 결과, HbA1c 저하, 중성지방의 완전한 정상화, 콜레스테롤 수치 저하에 성공한 훌륭한 예를 보여주었다.

	정상치	2004.8.16	2004.11.1	2005.4.9	2005.7.27
공복시 혈당(mg/dl)	70~109	177	85	83	
HbA1c(퍼센트)	4.3~5.8	7.9	5.8	5.2	5.2
총콜레스테롤(mg/dl)	130~219	271			235
중성지방(mg/dl)	50~149	273			134
체중(킬로그램)		77.3	72.0	66.0	66.0

〔C.K의 검사결과 추이〕

 수기2 걸어다니는 종합병원이던 몸을 말끔히 치료하다

지금 제가 이렇게 건강하게 살고 있는 것은 모두 이시하라 선생님 덕분입니다. 제 경험이 많은 사람에게 조금이나마 도움이 되면 좋겠기에 수기를 썼습니다.

저는 태어날 때부터 허약체질이어서 어린 시절에는 20세까지 사는 것도 어렵다는 말을 들을 정도였습니다. 한 달의 반은 편도선 비대에 의한 고열 때문에 밖에도 제대로 못 나갔습니다. 상처라도 나면 금방 곪아서 생인손이 되거나 곪은 상처가 좀처럼 낫지 않아 고생했지요.

신우신염, 난관낭종, 골반내복막염, 십이지장궤양 등을 잇달아 앓은 데다 나이 들면서는 고지혈증, 지방간, 신장기능장애, 간기능장애 같은 생활습관병 예비군에 속했고, 4년 전에는 결국 자궁암이 발견되어 두 번이나 수술을 받는 등 그야말로 걸어다니는 종합병원이었습니다.

또 나고 자란 일본을 떠나 1988년부터 18년 동안 미국에서 살았기 때문에 서구화된 식생활, 에어컨 생활, 자동차 통근, 만성적 운동부족, 수분 다량 섭취 등으로 오랜 기간 선생님께서 권장하는 생활과 정반대의 삶을 살았습니다. 원래 심한 음성체질인데도 서구식으로 생활하면서 몸 상태는 저도 모르는 사이에 점점 악화되었습니다.

콜레스테롤도 늘 300mg/dl(정상치 219 이하)을 넘는 고지혈증이어서 미국 의사에게 고칼로리 식사·당분·유분 엄금 주의를 받았으며 채소 중심 식생활을 하고 날마다 운동하라는 이야기를 들었습니다. 그 방법을 제대로 실천하여 체중은 점점 줄었지만 중요한 몸 상태나 혈액검사수치는 개선은커녕 점점 악화될 뿐이었습니다.

어릴 때부터 마른 체질이었지만 이때는 음식을 먹어도 영양소가 체내로 전혀 흡수되지 않아 체중이 37킬로그램(신장 160센티미터)까지 줄어들었습니다. 누가 봐도 뼈밖에 남지 않은 불쌍한 모습이었지요.

콜레스테롤이 높아지면 낮추는 약을 처방받고, 신우신염에 걸리면 신기능 회복약을 먹었습니다. 그렇게 안 좋은 곳이 있을 때마다 그에 맞는 약을 먹고 진통제 등 부가적인 약도 먹었는데, 지금 생각하면 제가 정말 죽으려고 그랬구나 싶어 가슴이 철렁합니다.

약을 복용할 뿐인 서양의학에 지쳐갈 무렵 제 건강을 염려하던 숙모가

원인이던 요통도 말끔히 사라졌고, 청바지 사이즈도 많이 줄어든 덕분에 요즘 남편은 멋 내느라 바쁩니다.

올해부터는 근육도 기르겠다고 하며 점점 젊어지는 남편을 보면 저 또한 무척 기쁘고 행복합니다.

이시하라 선생님의 식사법은 정말 훌륭합니다. 약을 달고 살던 제가 이제는 약은 쳐다볼 필요도 없어졌지요. 게다가 정기 혈액검사에서도 콜레스테롤을 제외하면 모든 수치가 양호하다고 나왔습니다. 아침에 일어날 때 체온도 이전에는 늘 35도 중반이었는데, 지금은 36도 중반으로 1도쯤 상승했습니다.

당근·사과주스 단식다이어트로 체질을 근본적으로 바꾼 덕분에 똑같은 음식을 먹는데도 저는 체중이 늘고 남편은 줄어드는 효과를 보고 있습니다. 저희 둘은 건강하고 밝게 하루하루를 생활하고 있습니다. 지금껏 이런 건강법이 있었나요? 저는 2년 전 제 모습이 거짓말처럼 느껴질 정도입니다.

예전의 저처럼 아픈 몸으로 고생하는 분들께 조금이라도 도움이 될까 하여 서툴지만 몇 자 적어봤습니다. 이시하라 선생님께 진심으로 감사 인사를 전합니다.

― N.I(49세 여성)

걸어다니는 종합병원이었던 N.I는 하루 한 끼 또는 두 끼 이시하라식 기본식으로 많은 질병을 날려버렸을 뿐만 아니라 소식하는데도 건강하게 체중이 증가했고, 비만 소지가 있던 남편은 1년 동안 14킬로그램이나 감량했다고 한다.

서양의학 · 영양학적으로는 이해하기 어려운 훌륭한 성과를 얻어낸 것이다. 이는 '건강' 해지면 병은 '낫는다' 라는 진리를 말해준 것이니, '건강이야말로 만병통치약' 이다.

수기3 억지로 먹지 않아 건강한 몸을 되찾다

둘째아이를 출산한 후 심한 무기력감과 함께 변비, 설사가 계속되더니 부종, 어깨 결림, 두통 등의 증상이 6개월이나 이어졌습니다. 출산 후 7개월째 되던 어느 날, 갑작스레 구토증상이 일었고 그 뒤로도 계속 속이 메스꺼워 거의 1주일 동안 음식물을 섭취하지 못했습니다.

가족은 입원하라고 했지만 젖먹이와 세 살짜리 아들이 있어 입원할 수 있는 상황이 아니었습니다.

가끔 차를 조금씩 홀짝거리거나 물을 입에 머금는 정도거나 기껏해야 된장국을 조금씩 마셨더니 8일째에 대소변이 엄청 많이 배출되었습니다. 그와 동시에 무기력감과 부종이 깨끗이 사라지고 어느 순간 피부도 정말 매끄러워졌습니다.

　어쩌면 안 먹는 게 몸에 좋은 것이 아닐까 하는 생각을 하던 찰나 엄마가 이시하라 선생님의 『이시하라식 아침만 당근주스 다이어트(石原式朝だけにんじんジュスダイエット)』를 사다주셨습니다. 곧장 책장을 넘겨보니 '단식'이야말로 병을 낫게 하고 건강을 증진하는 방법이라고 씌어 있는 게 아니겠습니까?

　그날 이후 아침은 기분에 따라 당근·사과주스나 생강홍차를 마실 뿐 고형식을 먹지 않았습니다. 그 결과 몸도 좋아지고 수유도 더 편해지면서 지금까지 고생한 것들이 거짓말처럼 느껴졌습니다.

　"식욕이 없을 때는 무리해서 먹지 않아도 된다."는 것도 제가 삶을 건강하게 살아가는 데 큰 가르침이 되었습니다. 정말 감사합니다.

－ W(32세 여성)

小食

하루 한 끼 건강법에 관한 의학적 견해

하루에 한 끼, 두 끼만 먹는 생활을 시작하면 처음에는 공복감을 느낄지도 모른다. 하지만 공복일 때일수록 백혈구가 힘도 세지고 면역력도 증가하니, 배고픔을 느낄 때는 다음과 같이 생각하자.

- 이 공복이 면역력을 증강시켜 병을 예방해준다.
- 이 공복이 면역력을 증강시켜 병을 낫게 해준다.
- 이 공복이 노화를 방지하고 젊음을 유지해준다.

- 이 공복이 치매를 방지해준다.
- 이 공복이 행운을 불러온다.

그래도 참을 수 없이 배가 고플 때는 초콜릿이나 흑사탕, 흑설탕이 들어간 생강홍차를 마셔서 당분을 보충하면 된다. 이상하게 생각할지 모르지만 '공복감'은 배(=위)가 '텅 빈' 상태라서 느끼는 증상이 아니라 혈당이 낮아졌을 때 뇌의 공복중추가 느끼는 감각이다.

한 끼라도 굶으면 큰일 난다고 생각하는 사람이나 굶으면 몸을 해친다고 경고하는 의학자와 영양학자도 있지만 그것은 단순한 감정론일 뿐이다.

일본에서 가장 힘이 세야 하는 사람을 들라면 '스모선수'를 빼놓을 수 없다. 그런데 그들은 아침부터 아무것도 입에 대지 않은 채 격렬하게 연습한다. 음식을 먹으면 혈액이 위로 집중되어 손발 근육으로 가는 혈류가 적어지므로 힘을 쓸 수 없기 때문이다. 스모선수들의 생활만 봐도 아침을 먹어야만 기운을 쓸 수 있다는 말이 반드시 옳다고는 할 수 없다.

애초에 인류는 300만 년의 역사에서 대부분을 '공복'으로 보냈기 때문에 인간의 몸은 '공복'에 익숙하다. 거꾸로 '포만'에는 익숙하지 않으므로 메타볼릭 신드롬이나 면역력 저하 등에서 오는 알레르기, 자기면역질환, 암 등의 여러 기이한 병에 시달린다.

1954년과 1964년에 스웨덴의 고텐버그에서 스톡홀름까지 523킬로미터를 19명이 10일 동안 물만 마실 뿐 아무것도 먹지 않고 걷는 '실험적 행진'이 있었다.

스웨덴 생물학의 권위자 칼 오트 아리 박사는 행진에 참가하여 "이 행진은 단식 중에 힘든 육체운동을 해도 물만 있으면 장기간 생존할 수 있음을 알려주었다. 단식 전보다 단식 후(행진 후)가 힘도 세고 기운참을 느꼈다는 것이 참가자들 대부분의 감상이었다."고 했다. 세계적인 영양학자 라그나 버그 박사는 이 단식행진을 '커다란 과학적 성과'라면서 높이 평가했다.

스톡홀름의 카롤린스카 연구소에서는 라이젠스타인 박사와 켈베르크 박사의 지휘 아래 단식에 관해 임상연구를 했는데, 최장 55일 단식실험으로 단식이 전적으로 안전할 뿐만 아니라 효과적 치료방법이라는 사실을 과학적으로 입증했다.

이러한 사실을 봐도 하루 한 끼, 두 끼쯤 굶는다고 건강에 치명적 손상이 있을 거라고는 생각하지 않는다. 하지만 하루에 한 끼만 먹는 생활을 갑작스럽게 시작하면 저혈당증상이 일어날 수 있으므로, 아침에는 당근·사과주스, 점심에는 국수, 저녁에는 좋아하는 것을 먹는 기본식에서 시작하여 '공복'이 주는 편안함을 맛본 뒤 몸 상태에 맞추어 하루 한 끼 또는 한 끼 반만 먹는 것이 좋다.

다만 당뇨병 약을 복용하거나 인슐린 주사를 맞고 있는 사람은 '안 먹을' 때 약을 먹거나 주사를 맞으면 저혈당 발작으로 돌이킬 수 없는 상황에 빠질 수 있으므로 세심하게 주의해야 한다.

평소 하루 한두 끼 '소식생활'을 실천하면 병은 대부분 저 멀리 도망갈 것이다. 매일 세 끼를 꼬박 먹는 사람이라도 가끔 몸이 무겁거나 컨디션이 좋지 않을 때는 큰맘 먹고 하루 한 끼만 먹어보자. 나머지는 당근·사과주스나 생강홍차로 수분과 당분을 보충하면 된다. 필요하다면 자연염이나 매실장아찌로 염분을 보충해도 좋다. 어쩌면 생각보다 훨씬 빨리 몸이 개운해질지 모른다.

세 번째 수기의 주인공 W(32세 여성)의 '심한 무기력감과 함께 변비, 설사가 계속되더니 부종, 어깨 결림, 두통'이 6개월이나 이어져 1주일 정도 음식을 먹지 못하고 차나 물을 조금씩 홀짝거리거나 된장국을 조금씩 마시는 정도로 생활했더니 8일째에 대소변이 엄청 배출되고, 증상 대부분이 '거짓말처럼 사라졌다'는 사연을 봐도 '안 먹는' 것이 '병을 낫게' 하는 데 얼마나 큰 원동력인지 알 수 있다.

생각해보면 너무나 당연한 일이지만 위장 문제(트림, 속 쓰림, 복통, 거북함, 변비, 설사 등)는 모두 자신의 위가 소화할 수 있는 양보다 음식물을 더 섭취한 것이 원인이다. 그럴 때는 꼭꼭 씹어서 조금 모자란 듯 먹으면 좋다. 그래도 낫지 않으면 하루 두 끼로, 그래도 안 되면 한 끼로 식사량을 줄이는 것이 바람직하다.

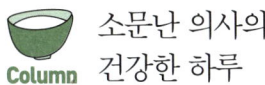

소문난 의사의
건강한 하루

각계 저명인사들, 인기 있는 독자적 식사요법 제창

나는 대학교 때 파워리프팅을 해서 규슈대회에서 우승한 적이 있다. 이후 리프팅을 계속했고, 그 덕분에 지금도 100킬로그램짜리 벤치프레스를 거뜬히 한다. 트레이닝은 1주일에 2, 3회쯤 하는데, 근육에 자극을 주는 트레이닝을 날마다 하면 근육이 위축되기 때문에 트레이닝한 다음 날은 반드시 쉰다.

왜 근육을 단련하는지 궁금하다고? 근육을 단련하면 몸의 모든 부분이 골고루 건강을 유지할 수 있기 때문이다.

인간의 몸에서 근육은 남성은 45퍼센트, 여성은 36퍼센트로 체중의 40퍼센트쯤을 차지하는데, 근육의 75퍼센트 이상이 하반신에 있다. 그러므로 하반신 운동을 하는 것이 효과가 가장 좋다.

또 근육을 움직이면 체온이 상승하는데, 체온이 1도 올라가면 면역력이 5배 높아진다. 그밖에도 장점이 수없이 많다. 혈관이 확장·수축되므로 심장 활동이 좋아져 순환기, 고혈압, 심장계 질병도 예방할 수 있다. 그뿐만 아니라 뼈도 튼튼해지기 때문에 골다공증은 걱정할 필요가 없다.

근육세포에서 남성호르몬이 분비되므로 자신감이 생겨 우울증 예방에도 효과적이다. 또 뇌의 혈류가 활발해져 기억중추를 관장하는 해마를 자극하므로 치매 예방에도 도움이 된다.

트레이닝을 할 때 처음에는 다리 근육을 이완시켜 하반신을 부드럽게 만든 후 복근운동을 한다. 나는 지금 58세인데, 체중은 학생 때와 거의 변함없는 64킬로그램이고 사용하는 바벨 무게도 예전 그대로이다.

식사는 아침에 당근주스 두 잔과 생강홍차 한 잔을 마시고, 점심에도 생강홍차만 먹는다. 저녁은 문어회를 안주삼아 가볍게 맥주를 마시고, 밥과 된장국, 낫토, 명란젓, 오징어볶음 등을 먹는다. 날마다 이렇게 먹는다. 고기나 생선, 달걀, 우유를 안 먹는데도 이렇게 건강하게 생활한다. 내 몸은 전부 근육질이어서 군살을 찾아볼 수 없다. 90세까지 계속 이렇게 생활할 생각이다.

● 「일간 현대」(2006. 10. 6)

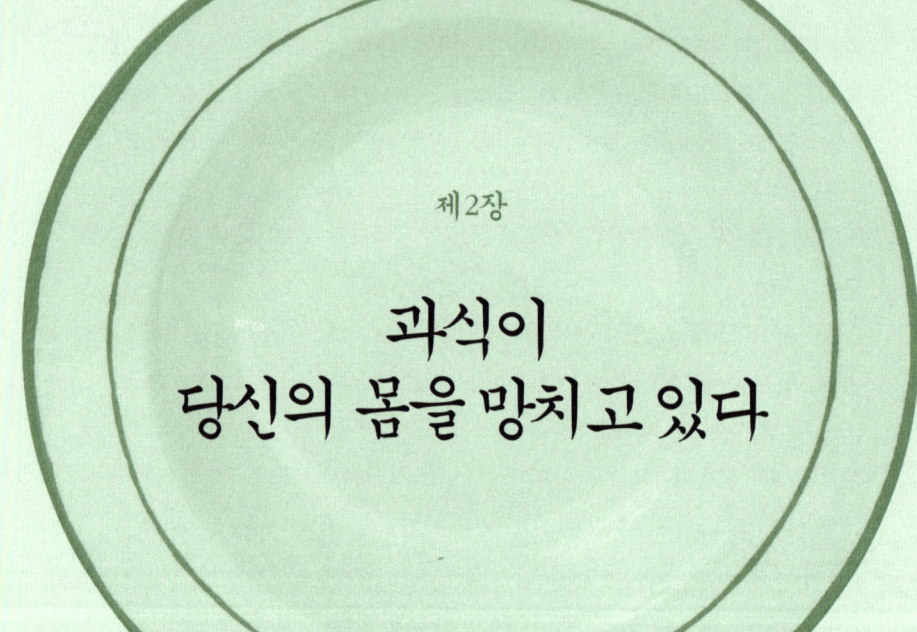

제 2장

과식이
당신의 몸을 망치고 있다

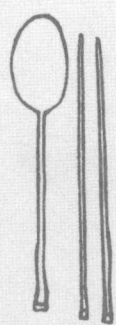

- 과식이 '병'을 불러온다
- 장수와 노화 방지의 비결은 적게 먹는 것이다
- 과식은 암에 치명적이다
- 고칼로리 식사는 면역력을 떨어뜨린다
- 이상 단백질이 생체기능을 떨어뜨린다
- 과식이 심장을 위협한다
- 병에 걸렸을 때 식욕부진은 자기 몸의 방어반응이다
- 과식은 소화 · 흡수를 방해한다
- 억지로 먹는 아침식사가 건강을 해친다
- 과식은 두뇌 회전을 방해한다
- 과식 후에는 성욕이 약해진다
- 과식은 스트레스에 약한 몸을 만든다

과식이 '병'을 불러온다

옆의 도표에서 보듯 1950년에 비해 54년 뒤인 2004년에는 육류 약 13배, 달걀 약 6배, 우유(유제품 포함) 약 16배로 섭취량이 놀랄 만큼 늘어났으나, 쌀 섭취량은 약 절반, 감자 · 고구마 섭취량은 약 10분의 1로 줄었다.

육류, 달걀, 우유, 버터, 마요네즈로 대표되는 고칼로리, 고지방식은 고지혈증 3,200만 명, 당뇨병(고혈당)과 그 예비군 1,620만 명, 고뇨산혈증 50만 명 등 누가 봐도 분명한 '고' 투성이 '과식' 병을 증가

42

小食

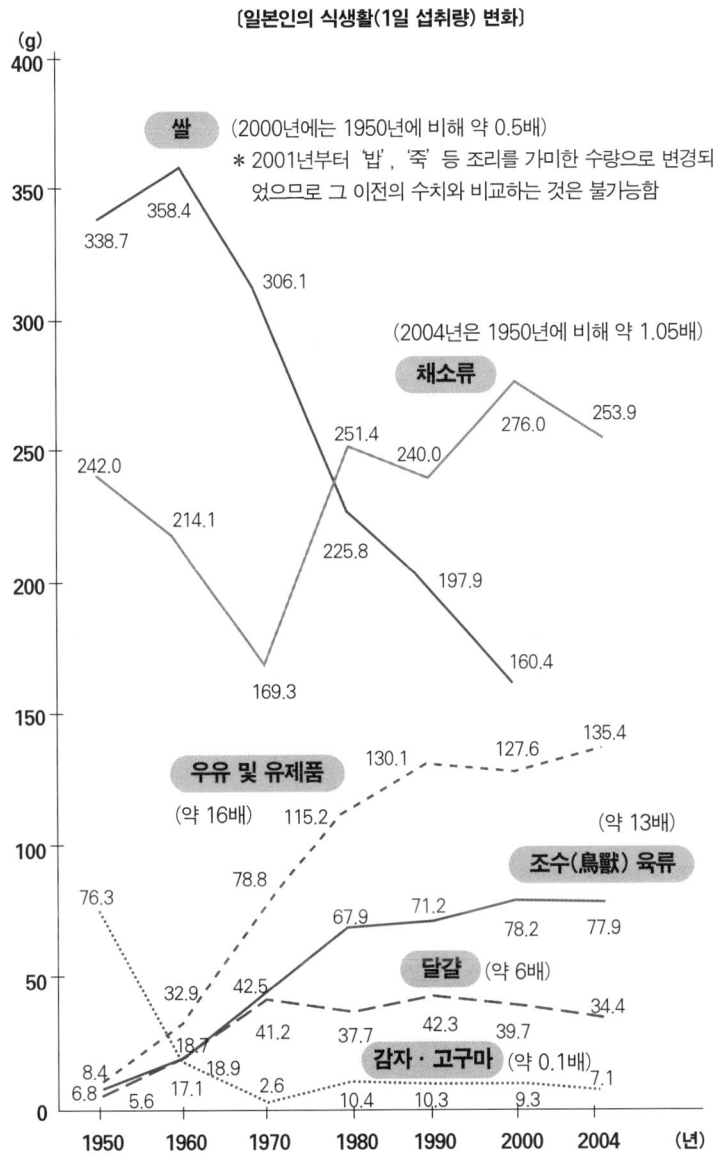

〔일본인의 식생활(1일 섭취량) 변화〕

(g)
400

쌀
(2000년에는 1950년에 비해 약 0.5배)
* 2001년부터 '밥', '죽' 등 조리를 가미한 수량으로 변경되
었으므로 그 이전의 수치와 비교하는 것은 불가능함

350
358.4
338.7
306.1

(2004년은 1950년에 비해 약 1.05배)

채소류

300

253.9
276.0
251.4
240.0

250
242.0

214.1
225.8
197.9

200

160.4

169.3

150
135.4
127.6
130.1

우유 및 유제품
(약 16배) 115.2
(약 13배)

100
78.8
조수(鳥獸) 육류

76.3
67.9 71.2
78.2 77.9

50
32.9 42.5
달걀 (약 6배)
34.4
18.7 41.2 37.7 42.3 39.7
감자 · 고구마 (약 0.1배)
8.4 18.9 2.6 7.1
6.8 5.6 17.1 10.4 10.3 9.3

0
1950 1960 1970 1980 1990 2000 2004 (년)

자료: '5정 식품성분표 2004(죠시에이요우(女子榮養)대학 출판부)', 후생노동성 '국민영양조사'

시켰다.

또 쌀이나 감자·고구마 등 탄수화물 섭취 감소, 고지방·고단백 서구식 섭취 과잉은 질병 유형도 바꾸고 말았다. 일본형 뇌졸중인 뇌출혈을 감소시키고 서구형 뇌졸중인 뇌경색을 증가시킨 것이다. 또 일본인에게 많았던 위암, 자궁경부암 발병을 감소시킨 대신 폐암, 대장암, 유방·난소·자궁암, 췌장암, 백혈병, 전립선암 등 서구형 암을 증가시켰다.

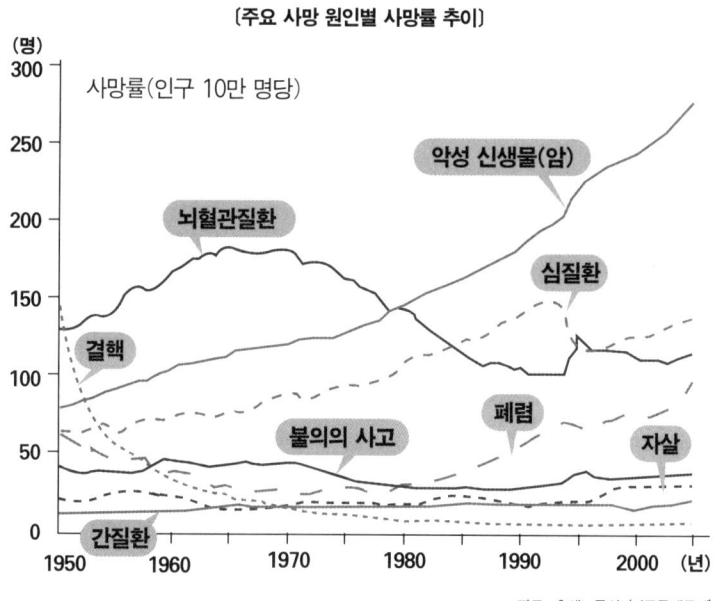

[주요 사망 원인별 사망률 추이]

자료: 후생노동성 '인구동태통계'
주: 1994년까지는 구(舊)분류에 따름

게다가 1945년 전에는 거의 존재하지 않던 심근경색(서구인의 사망 원인 1위)을 증가시켰다. 그리고 무엇보다도 총사망률을 크게 높였다.

약 300만 년 전에 아프리카 대륙 고릴라에서 파생되어 탄생한 것으로 알려진 인류는 299만 9,900년쯤을 기아상태에서 보냈다.

인간의 형태를 만드는 60조 개 세포의 에너지원은 거의 100퍼센트 당분에 의존한다. 따라서 저혈당 발작(초조함, 불안, 손발 떨림, 실신)은 존재하지만 저단백질 발작이나 저지방 발작은 없다.

공복 때문에 혈당이 내려갔을 때 혈당을 올리는 호르몬은 아드레날린, 노르아드레날린, 글루카곤, 사이록신, 코르티솔 등 열 종류쯤 되지만, 과식 때문에 혈당이 지나치게 상승했을 때 그것을 떨어뜨려 주는 호르몬은 인슐린 하나밖에 없다.

이것만 봐도 인간은 공복에는 어떻게든 대응하여 살아갈 힘을 가지고 있지만, 과식했을 때는 당을 비롯해 지방이나 단백질 등 과잉영양소를 어떻게 처리해야 할지 몰라 고혈당(당뇨병), 고지혈증(동맥경화, 지방간), 고뇨산혈증 등 많이 먹어서 생기는 병들이 발생한다. 그 밖에도 과식은 면역력을 떨어뜨리고 수많은 질병을 불러일으킨다고 해도 지나친 말이 아니다.

공복에는 '기아 호르몬'이라는 '그렐린'이 위에서 분비되어 뇌에서 기억을 관장하는 '해마'의 작용을 활발하게 한다고 한다. 즉 인류는 늘 굶주렸기에 머리를 회전시켜 아이디어를 많이 내고 찾았으며,

사물을 만드는 기술을 연마하여 살아남은 것이다. 따라서 우리 몸의 생리는 공복일 때 정상적으로 움직이고 심신도 건강한 상태를 유지할 수 있다.

小食

장수와 노화 방지의 비결은 적게 먹는 것이다

1935년 매케이 박사가 "저영양이 동물의 수명을 연장하고 종양 발생을 억제한다."고 발표한 이래 서구의 영양학, 의학 분야에서는 1940년대부터 "칼로리를 30~40퍼센트 제한한 동물의 수명은 자유섭식 동물보다 훨씬 길며, 암 등 나이가 들면서 생기는 질환의 발병 시기나 생체기능 저하 시기가 늦춰진다."는 연구결과가 많이 발표되었다.

미국 볼티모어에 있는 국립노화연구소(NIA)에서는 회충에서 원숭이에 이르기까지 동물실험을 하여 "칼로리 섭취를 억제하면 장수한다."라는 결론을 내렸는데, "섭취 칼로리를 60퍼센트로 줄이면 수명은 50퍼센트나 연장된다."는 사실이 밝혀졌다고 발표했다.

국립노화연구소 마크 매트슨 박사는 실험용 쥐를 'A군: 마음대로 먹게 함, B군: 섭취 칼로리를 60퍼센트 억제, C군: 격일로 마음껏 먹게 하고 다음 날은 단식'으로 나누어 실험했다. 그 결과 C군이 가장 건강하고 수명도 길었으며 노화에 따른 뇌 손상도 적어 알츠하이머나 파킨슨병에 걸리는 쥐도 없었다. 그래서 "단식이 산화에 의한 뇌 세포 손상을 억제하고, 몸의 모든 세포 성장을 촉진한다."고 결론지었다.

또 이 연구소의 도널드 잉그램 박사는 "나이 든 쥐의 뇌의 도파민 수용체(파킨슨병 발병과 연관이 깊음) 양을 측정한 뒤 섭취 칼로리를 40 퍼센트로 억제하자 노화하면 줄어들어야 하는 도파민 수용체 양이 오히려 늘어났으며, 학습기억력도 향상되었다. 또 보통 양을 섭취하는 쥐보다 수명이 40퍼센트나 길어졌다."는 실험결과도 발표했다.

나아가 캘리포니아대학 리버사이드 캠퍼스의 스티븐 스핀들러 교수(생화학) 등은 "젊은 쥐와 늙은 쥐를 저칼로리식으로 사육한 후 간 세포에 나타나는 유전자 변화를 조사했다. 그 결과 유전자 변화에 의해 늙은 쥐는 노화 진행속도가 느려지고, 수명이 길어졌으며, 젊은 쥐는 더욱 오래 살았다."는 것을 실험으로 증명했다. 스티븐 교수는 "나이든 사람에게도 곧바로 적용할 수 있다."고 했다.

다시 말해 여기서 말하는 '소식'은 '단식'인데, 프랑스의 드브리즈 박사는 "단식하면 피부가 몰라보게 젊어지며 주름도 사라지고 주근깨, 발진, 여드름도 사라진다."라고 했다.

캘리포니아에 단식병원을 설립하여 수많은 난치병 환자를 구원한 하버드 셸턴 박사도 "단식하면 피부가 젊어지고, 얼굴빛이 좋아진다. 피부에 생기가 돌고 표정이 밝아지니 10~20세는 더 어려보일 수 있다. 이러한 피부 개선은 겉으로는 보이지 않지만 몸 전체가 건강해졌다는 사실을 보여주는 것이다."라며 '단식'하면 다음과 같은 효과가 있다고 했다.

- 청력 회복
- 시력 회복
- 미각 · 후각 발달
- 활력 회복
- 정신력 회복
- 체중감소
- 소화력 촉진
- 얼굴의 잔주름 개선
- 혈압저하
- 심장 · 순환기능 촉진

- 전립선비대 해소
- 성적 기능 개선

　스페인의 한 양로원에서 식사를 매일 1,800칼로리 섭취한 그룹과 1,800칼로리 식사와 '물 단식'을 격일로 실시한 그룹을 비교했더니 후자가 압도적으로 장수했다고 한다(「파루마시아(Farumashia)」1988, 24호, 674쪽).

　한 영주는 장수 비결을 묻자 "늘 느긋하게 일을 열심히 하며, 색을 너무 밝히지 말고, 조금만 먹으며, 마음을 넓게 쓰라."라고 했다. 이탈리아 베니스의 귀족 코르나로는 젊을 때는 미식 · 포식을 실컷 하다 보니 40세까지도 못 살 거라는 이야기를 들을 만큼 병약했지만, 40세를 넘기면서 '가레노스의 소식 건강법'을 실천하여 104세까지 살았다. 그리고 '나이가 들면서 식사량을 점점 줄이는 것이 건강하게 장수하는 비결'이라고 자신의 저서 『장수론(長壽論)』에서 말했다. 동서고금을 막론하고 장수와 노화방지 비결은 '소식'으로 통하는 것이다.

小食

과식은 암에 치명적이다

독일의 암 관련 연구자 이세르스 박사는 1960년대에 이미 동물실험을 한 다음 "먹고 싶은 대로 먹게 한 쥐는 격일로 단식을 시킨 동물보다 암의 자연발생률이 5.3배나 높다."고 발표했다.

캘리포니아대학 버클리 캠퍼스의 마크 헤라스타인 박사는 얼마 전에 "단식하면 몸 안의 세포에 항암효과를 가져온다", "쥐를 하루 걸러 하루 꼴로 단식시켰더니 체세포 분열속도가 확실히 떨어졌다", "세포분열이 느려지면 암 발생 위험성을 줄일 수 있다."는 사실을 실험으로 증명하고, "성장호르몬이나 인슐린(많이 먹으면 분비 촉진)같이 세포 성장을 촉진하는 호르몬은 세포분열을 가속시켜 암 세포 증식과정에 깊이 관여한다."고 했다. 즉 이 실험결과는 사망원 인 1위를 달리는 암은 '과식병'이라 할 수 있으며, 소식하면 암 예방 과 재발방지가 가능하다는 것을 시사한다.

일본에서도 1998년에 오사카부립대학 농학부 나가노 요시히사(中 野長久) 교수 등이 쥐를 이용해 실험한 뒤 '소식'이 암을 억제한다는 사실을 증명했다.

나가노 교수팀은 쥐 150마리를 50마리씩 다음과 같이 세 그룹으로 나누어 사육했다.

① 식사를 제한하지 않음
② 식사를 80퍼센트로 제한함
③ 식사를 60퍼센트로 제한함

5주째에 모든 쥐의 복부에 암세포를 주입한 뒤 매주 암 진행 상태 를 조사했다. 그랬더니 ①, ② 그룹은 암세포 주입 후 2~3주 동안 복 부에 평균 11그램의 종양이 생겼으며, 4주째에는 대부분의 쥐가 죽 었다.

③ 그룹의 쥐들은 암세포 주입 후 2~3주 동안 종양 크기는 평균 7

그램으로 ①, ② 그룹의 3분의 2쯤으로 작았으며, 대부분의 쥐가 7주째까지 생존했다. 또 이 쥐들은 ①의 포식그룹에 비해 면역력에 중요한 역할을 하는 인터페론 양이 배나 되었으며, 면역세포인 T세포(림프구의 일종)의 양도 배 정도 많았다.

1985년 뉴욕 마운트사이나이의대 그로스 교수는 일정량의 방사선을 배부른 쥐에게 쬐게 했더니 암이 100퍼센트 발생한 데 반해, 식사를 50퍼센트만 한 반 공복상태 쥐에게 같은 양의 방사선을 가했더니 겨우 0.7퍼센트밖에 암이 발생하지 않았다는 실험결과를 발표했다.

마찬가지로 미국의 에머리대학병원 S. 하임스필드 교수가 평균연령 50세에 같은 정도의 진행암 환자 100명을 무작위로 추출해 A군 50명에게는 일반적인 병원식사를 주고, B군 50명에게는 특별 영양소를 충분히 넣은 수프를 더한 고영양식을 제공했더니 A군의 평균 생존일수는 300일인 반면, B군은 75일이었다고 한다.

이러한 여러 사실로 미루어 인간이 암에 걸렸을 때 식욕이 없어지는 것은 면역력을 높여서 암을 치료하고 수명을 연장하려는 반응이라고 봐야 할 것이다.

이렇게 좋은 일을 하기 위해 '식욕부진'이 나타나는 것인데 일반인들은 물론 의사들까지도 "힘을 내려면 조금이라도 더 먹어라."라며 암환자들에게 식사를 권하는 일이 많다.

小食

고칼로리 식사는 면역력을 떨어뜨린다

포틀랜드 오리건건강대학 백신유전자치료연구소 J. 니콜릭 즈킥 박사
팀은 "18년간 칼로리를 30퍼센트 제한한 붉은털원숭이는 제한 없이
먹은 원숭이들보다 나이가 들어도 T세포의 양이 많았으며(면역력 왕
성), 세포가 젊고 병에 잘 걸리지 않는다."라는 연구결과를 발표했다.

　이들은 18~23세의 붉은털원숭이(평균수명 25세, 사람으로 치면 60~
70세에 해당) 41마리 가운데 28마리에게는 표준식을 주고, 13마리에
게는 칼로리를 30퍼센트 줄인 음식을 먹게 하며 장기간에 걸쳐 관찰

54

했다. 그 결과 저칼로리식을 한 원숭이는 나이가 들면 악영향을 가장 많이 받는 면역세포인 T세포의 기능과 생산능력이 오히려 향상되고, 염증물질 생산량은 줄어드는 것을 확인했다.

"칼로리 제한이 면역능력의 노화를 늦추고, 감염증에 저항력을 유지해줌으로써 결과적으로 수명을 연장시킨다."고 즈킥 박사는 주장했다.

미국 남캘리포니아대학 노년학연구소 T.E. 모르건 교수는 "이 연구 결과는 칼로리 제한을 통한 유익한 효과는 항염증작용으로 나타난다는 증거를 뒷받침한다."라며 높이 평가했다(『국립과학원회보(PNAS, Proceeding of the National Academy of Science)』, 2006. 12. 11).

이상 단백질이 생체기능을 떨어뜨린다

인간의 체내·세포에서는 무한한 화학반응이 일어나며, 그 반응을 돕는 것이 효소이다. 인간이 나이가 들면 활성이 저하된 효소나 산화된 단백질(이상 단백질)이 늘어난다.

즉 젊을 때는 없던 이상 단백질이 각종 세포에 축적되어 알츠하이머병(뇌세포 주변에 아미로이드라는 이상한 단백질이 침착됨)이나 백내장 등 가령병을 유발하고 다양한 생체기능을 떨어뜨린다.

자유섭식동물보다 칼로리를 60퍼센트로 억제한 '소식' 동물의 경우 '뇌의 이상효소는 2개월 후, 간세포의 이상효소는 1개월 후에 각각 젊은 동물 수준이 되는 것'이 증명되었다. 즉 식사를 제한하면 이상 단백질 분해 · 제거가 항진되어 단백질이 '회춘'해 세포를 젊은 시절로 되돌리는 것이다.

또 식사를 제한하면 활성산소의 주요 발생원으로 지적되는 세포내 미토콘드리아의 활성산소 발생이 억제되어 산화된 이상 단백질이 덜 생성되는 것도 세포가 젊어지는 이유이다.

시카고대학 C.M. 차일드 교수는 "어떤 종의 곤충은 먹이를 충분히 줄 경우 3~4주면 죽는다. 하지만 먹이를 많이 줄이거나 단식하게 한 곤충은 활동성과 젊음을 적어도 3년은 유지한다."라는 사실을 발견하고, "단식은 마치 노년기에서 태생기로 돌아간 듯한 젊음을 준다."고 말했다.

언젠가 내 클리닉에서 진료를 받은 70대 남성은 파킨슨병 때문에 5년 가까이 도쿄의 한 사립대학 병원에 다니며 약을 복용했는데, 호전 기미가 보이기는커녕 손발 떨림, 손발 근육 굳음, 몸 움직이기 힘듦, 무표정 등 파킨슨병 특유의 증상이 서서히 악화된다고 했다.

식사를 어떻게 하느냐고 물으니 아침에는 식욕이 없는데도 안 먹으면 몸에 좋지 않을 거라는 생각에 빵과 우유를 억지로 밀어 넣는다고 했다.

식욕부진은 병을 낫게 하기 위한 반응이므로 무리해서 먹지 말고 당근·사과주스 한 잔과 흑설탕이 든 생강홍차 한 잔을 아침 대신 들라고 하면서 그밖에 식사는 어떻게 해야 하는지도 알려주었다.

이 분이 한 달 뒤 클리닉을 다시 찾아왔을 때는 놀랄 정도로 표정이 밝았으며, 손발 움직임과 행동이 상당히 부드러워졌다. 아마 한 끼를 거르면서 다소 원기를 회복해 가령병인 파킨슨병의 증상이 완화된 것이리라.

과식이 심장을 위협한다

미국 센트루이스 워싱턴대학 의학부의 L. 폰터너 박사는 "저칼로리 식이 혈중 콜레스테롤, 중성지방 수치를 낮춰주고 혈압을 내려주며 체지방을 줄여 당뇨병 위험을 경감시킨다는 사실이 지금까지 수많은 연구로 밝혀졌다. 하지만 심장 활동도 강화한다는 것을 알게 되었다."라며 다음과 같은 실험결과를 발표했다.

L. 폰터너 박사는 "이상적 영양을 섭취하면서 칼로리를 제한하는 모임(The Calorie Restriction Optimal Nutrition Society)의 41〜65세 회원

25명에게 6년간 1일 1,400~2,000칼로리의 저칼로리식(전형적인 서양식=2,000~3,000칼로리/1일)을 생활화하게 하고 심장 활동을 검사했다.

나이를 먹음에 따라 심장이나 동맥의 벽이 두꺼워져 탄력성이 떨어지고, 심장의 확장기 활동이 저하되는 것이 일반적이다. 하지만 저칼로리식을 계속한 사람들은 "심장벽의 탄력성이 높았으며, 같은 연배의 사람들보다 확장기 기능이 15세나 젊다."는 것을 밝혀냈다.

저칼로리식을 하는 사람들은 노화를 시사하는 염증마커(TNFa, CRP, TGFb)가 매우 낮아 염증이 노화에 중요한 역할을 하는 것이 아닌가 하는 추측을 하게 되었다. 참고로 저칼로리식을 하는 사람들의 체지방률은 평균 7퍼센트로, 보통 식사를 하는 사람들의 25퍼센트와 비교도 안 될 만큼 낮았다.

저칼로리식을 하는 사람들의 식사 내용물은 각종 생선, 과일, 채소, 보리, 올리브오일 등이 중심이며, 정제식품이나 가공식품, 캔 음료수, 디저트, 흰빵 등은 거의 섭취하지 않는 '전통적 지중해식'을 닮았다고 한다.

키 162센티미터에 몸무게 86킬로그램인 B씨(53세)는 45세 때 심부전으로 45일이나 병원신세를 졌고, 이후에도 혈압을 낮추는 약, 강심제, 이뇨제 두 종류를 복용했다.

그렇게 약을 먹는데도 움직일 때마다 숨이 차고 힘든 증상은 여전했으며, 중성지방 450mg/dl(정상치 150mg/dl 미만), 공복시 혈당

237mg/dl(정상치 110mg/dl 미만)로 고지혈증, 당뇨병도 매우 심각한 상태여서 삶도 얼마 남지 않았다는 시한부 선고를 받은 상태였다.

이야기를 들어보니 대단한 대식가에 맛집은 어디든 찾아다니면서 먹었고, 단것을 즐겨먹는 생활을 계속했다고 했다.

아침은 당근·사과주스 두 잔, 점심은 국수, 저녁은 일식 중심이라는 기본식을 실천하라고 조언했더니 충실히 이행하여 1주일 만에 1.5킬로그램, 한 달 후에는 5킬로그램이나 체중을 줄였다. 어디 그뿐이랴. 중성지방도 257, 공복시 혈당도 145로 놀랄 만큼 줄어들었다.

2개월 후에는 체중 78킬로그램, 중성지방 149, 공복시 혈당 99라는 검사수치가 나와 주치의도 깜짝 놀랐다고 한다. 심장병 특유의 증상인 호흡곤란과 두근거림은 완전히 사라졌으며, 그 후 같은 생활을 계속한 결과 7개월 후에는 체중 71킬로그램으로 15킬로그램 감량에 성공해 건강하게 활동하고 있다.

小食

병에 걸렸을 때 식욕부진은 자기 몸의 방어반응이다

폐렴, 기관지염, 방광염, 담낭염, 수막염, 피부염 등 '염(炎)' 자가 붙는 질병을 '염증성질환'이라고 총칭한다.

체내에서 염증이 일어나면 '발열'과 '식욕부진'이 따라오는 경우가 많다. 서양의학에서는 염증의 원인을 세균이나 바이러스, 진균 등 병원균으로 간주하여 항생물질이나 항균제로 그런 '미균'을 죽이고, '발열'에는 '해열제'를, '식욕부진'에는 체력을 위해서 조금이라도 식사를 하라고 권하거나 링거주사로 '영양'을 보충하는 식의 치료를 실시한다.

미국 미네소타대학 의학부 교수이던 M.J. 머레이 박사는 1975년에 기근을 겪던 사하라사막을 방문하여 유목민에게 식량을 나눠주었는데, 얼마 지나지 않아 갑자기 말라리아와 브루셀라병, 결핵 등 감염증이 창궐하는 경험을 하면서 '영양과다가 감염증을 유발하는 것은 아닌가', '우리가 먹는 음식물의 영양소는 몸의 유지보다 오히려 병원균의 분열·증식에 이용되는 것은 아닌가' 하는 생각을 하기에 이른다.

그 후 각종 실험을 반복한 M.J. 머레이 박사는 "감염증을 비롯해 병에 걸렸을 때는 식욕이 부진한데, 이는 몸의 방어메커니즘의 표현이다."라는 논문을 「미국임상영양학회지」에 실었다. 그의 실험 개요는 다음과 같다.

실험용 쥐 100마리를 네 그룹으로 분류한다. 분류한 네 그룹을 아무것에도 감염되지 않은 쥐와 복강에 병원균을 넣어서 억지로 병을 일으킨 쥐 두 군으로 나눈다.

이 두 군을 자유롭게 먹는 그룹과 위에 튜브를 삽입하여 무리하게 먹이는 쥐 그룹으로 나누어 사망률과 평균 생존일수를 관찰했다. 그 결과는 앞의 표와 같다.

이 실험결과는 감염증을 비롯한 각종 질병에 걸렸을 때 체력을 위해서라는 이유로 억지로 무언가를 먹게 하는 것이 몸에 얼마나 나쁜

〔M.J. 머레이 박사의 실험〕

	처리내용	사망률	평균 생존일수
Ⅰ군(10마리)	• 감염되지 않은 쥐 • 아침마다 먹이 2그램을 위 튜브로 먹임. 그밖의 시간에는 자유롭게 먹게 함	0	-
Ⅱ군(30마리)	• 감염되지 않은 쥐 • 자유롭게 먹게 함 • 아침마다 위 튜브를 삽입하지만 먹이는 아무것도 넣지 않음 • 0.85퍼센트 식염수 0.2밀리리터를 복강에 주사	0	-
Ⅲ군(30마리)	• 복강에 리스테리아 모노사이토제네스라는 병원균을 0.85퍼센트 식염수 0.2밀리리터에 타서 주사하여 감염 유발 • 자유롭게 먹게 함 • 아침마다 위 튜브를 삽입하지만 먹이는 아무것도 넣지 않음	43%	8.7일
Ⅳ군(30마리)	• 복강에 Ⅲ군 같은 병원균을 주사하여 감염 유발 • 자유롭게 먹게 함 • 위 튜브를 넣어서 먹이를 강제로 먹임	93%	3.9일

자료: 「미국임상영양학회지(American Journal of Clinical Nutrition)」, 1979. 3

지 알려주며, 오히려 병을 악화시키거나 죽음을 앞당길 수도 있다는 것을 말해준다.

　M.J. 머레이 박사는 "식욕부진은 자기 몸의 방어반응에 중요한 역할을 한다."라고 결론지었다.

과식은 소화 · 흡수를 방해한다

인간 몸 생리의 철칙에 흡수는 배설을 저해한다는 것이 있다. 많이
마시고 먹으면 소화 · 흡수를 위해 혈액이 위로 집중되기 때문에 배
설장기인 대장, 신장 · 방광, 땀샘 등에는 혈액이 충분히 공급되지 못
해 대변, 소변, 땀 등의 배설이 저하된다.

배설능력이 저하되면 몸에 여분의 노폐물, 잉여물, 수분이 축적되
면서 혈액을 더럽혀 만병의 근원이 된다. 수분 배설 저하는 '부종'이
나 체중 증가로 이어진다.

따라서 '소식', '아침만 단식' 등으로 위장을 쉬게 하고 영양소 흡수에 힘을 덜 쓰게 하면 대소변과 땀 배설이 원활해져 혈액이 맑아지고 건강해지며, 병을 치료하는 힘도 커진다.

하루 한 끼, 두 끼 '소식'을 실행하면 날숨에서 냄새가 난다거나, 입 안이 끈적끈적해진다거나, 발진이나 구내염이 생긴다거나, 대하증이 나타난다거나, 소변 색이 진해진다거나 하는 등 배설현상이 왕성해진 것을 병에 걸린 것으로 생각하고 걱정하는 분들도 있다. 그런 사람들에게 "그런데 몸 상태는 어떠세요?" 하고 물으면 "매우 가뿐합니다."라고 대답하는 경우가 많다.

이런 배설현상은 체내, 혈액 내 노폐물을 배출하고 혈액을 정화하는 반응으로 한방에서 '명현현상이 없으면 병은 낫지 않는다'고 할 때 나오는 명현현상이니 전혀 걱정할 필요가 없다. 즉 병이 치유되고 몸이 회복되는 과정에서 나타나는 반응일 뿐이다.

억지로 먹는 아침식사가 건강을 해친다

제대로 쉬기는커녕 잠도 못 자고 공부하거나 일할 때는 꽤 잘 버티다
가도 일단 한숨 돌리고 밥을 먹고 나면 몸이 더 무겁게 느껴지는 경
우가 많다.

'먹지 않은' 때에는 위장에 혈액을 많이 공급할 필요가 없으므로
뇌나 손발의 근육을 비롯해 각종 기관에 혈액이 풍부하게 공급되므
로 건강하다.

하지만 음식을 먹는 순간 소화시키기 위해 혈액이 위장으로 몰리

므로 뇌, 손발, 그밖에 기관으로 가는 혈액이 부족해져 갑자기 더 피곤해진다.

즉 인간의 몸은 혈액 흐름이 원활하면 건강하고 병에도 걸리지 않는다. 반대로 혈액이 제대로 공급되지 못하면 피로를 느끼고 각종 병에 걸린다. 혈액이 모든 영양소, 물, 산소, 백혈구, 면역물질을 거느리고 온몸을 순환하기 때문이다.

배나 허리가 아프다고 느껴질 때 자기도 모르게 스스로 치료하게 되는데, 바로 손바닥으로 환부를 따뜻하게 하여 혈액 흐름을 좋게 하는 것이다. 이는 그렇게 하여 병을 낫게 하려는 본능적인 반응이다.

따라서 한 끼, 두 끼 정도 거르면 혈액을 위로 보내지 않아도 되므로 그만큼 다른 기관이나 장기 쪽으로 혈액이 많이 공급되어 몸이 활기를 띤다.

반대로 먹고 싶지 않은 아침이나 점심을 먹으면 위에 혈액이 집중되어 뇌나 손발에 가야 할 혈액이 적어지므로 졸리기도 하고 몸도 처진다.

얼마 전 사장들의 모임에서 이런 '아침 거르기 건강법'을 포함해 건강에 관해 강연했는데, 그때 62세의 A가 내 이야기를 지지하는 체험담을 들려주셨다.

주중에는 거의 날마다 술자리가 있습니다. 그러니 늘 자정이 넘어서야 집에 들어가고 5~6시간쯤 자고 나면 기상시간은 아침 7시쯤입니다. 입맛이라고는 도통 없는 상태에서 아침은 늘 커피 한 잔이나 녹차에 매실을 함께 먹고 출근합니다.

오전에 회의나 업무를 끝내고 점심 무렵에야 슬슬 배가 고프기 시작하면 사원식당에서 정식이나 국수를 먹습니다. 오후 업무를 보거나 손님 응대를 한 뒤에 5시부터 거의 매일 근처 스포츠 센터에서 웨이트트레이닝과 수영을 합니다. 그러고 나서 사우나에서 시원하게 땀을 뺀 다음 다시 거래처와 술자리, 이렇게 나날을 보냈습니다. 키 172센티미터에 몸무게 70킬로그램으로 근육질의 건강체를 자랑했지요.

그랬는데 환갑을 넘기면서부터 영양사인 아내가 아침을 제대로 챙겨먹지 않으면 건강을 해친다며 억지로라도 날마다 아침을 먹으라고 했습니다.

식욕도 없는 위장에 잼이나 버터를 바른 토스트, 우유, 샐러드 등을 억지로 밀어 넣어야만 했습니다.

그러자 오전 중에는 잠도 오고 몸도 무거운 데다 점심때가 되어도 배가 고프지 않아서 점심이 맛있는 줄을 모르게 되었습니다. 몸이 무거워지면서 스포츠 센터에도 발길이 뜸해졌고, 체중도 불어나 3개월 만에 4킬로그램이나 늘었습니다.

지금까지 한 번도 이상 지적을 받은 적이 없었는데, 그때 마침 회사에서 받은 건강검진 결과 혈압 150/95mmHg(정상치 140/90mmHg 이하), 중성지방 252mg/dl(정상치 50~149mg/dl), 요산 7.9mg/dl(정상치 3.0~7.5mg/dl), 혈당 122mg/dl(정상치 70~110mg/dl)로 생활습관병을 나타내는 수치가 상승했습니다.

먹고 싶지도 않은 아침을 먹은 결과 증상이 악화되었음을 알고는 아침을 거르기로 했습니다. 그러자 피로하거나 졸리는 증상도 사라지고 운동도 하게 되어 2개월 만에 원래 몸무게를 되찾을 수 있었습니다. 물론 혈액검사치도 모두 정상으로 회복되었습니다.

이 에피소드는 아침은 꼭 먹어야 한다는 영양학의 일반적인 견해가 잘못되었음을 단적으로 보여준다.

小食

과식은 두뇌 회전을 방해한다

하루 한두 끼를 거르면 위에 공급되는 혈액이 적어져 뇌세포로 가는 혈류가 증가하면서 머리 회전이 빨라지고 치매도 예방할 수 있다.

그리스도나 마호메트, 석가모니, 공자 같은 성인들이 '깨달음'을 얻을 때 단식한 이유를 알 것 같지 않은가.

고대 그리스의 철학자이자 수학자인 피타고라스는 "사람의 병은 많이 먹는 데서 온다. 될 수 있으면 적게 먹어라. 그러면 네 몸도 튼튼해지고 정신도 바로 설 것이기에, 질병의 신도 너를 어찌하지 못할 것이다."라고 했다.

자신 또한 검은 빵과 채소, 과일, 꿀 등 정제되지 않은 음식을 하루 두 끼만 먹으며 장수했다. 소크라테스 또한 소식했으며, 철학자 베이컨도 "승려나 은자들이 장수하는 것은 소식 덕분이다."라고 했다.

축음기, 활동사진(영화) 등 1,000점 이상을 발명한 에디슨은 축음기를 발명할 때 9일 낮밤 222시간을 제대로 쉬지도, 자지도, 먹지도 않고(물은 마셨지만) 실험을 반복했다고 한다.

어떤 사람이 "에디슨, 당신은 머리가 참 좋군요."라고 하자 에디슨은 "두뇌는 누구나 똑같습니다. 생각하면 누구나 할 수 있는걸요."라고 했다. "바쁜데 어떻게 생각할 시간이 있습니까?" 하고 그 사람이 되묻자, "사람들은 모두 몇 시간씩 자기 때문입니다. 자지 않으면 생각할 시간이 생깁니다. 그리고 사람은 먹으니까 자는 겁니다."라고 했다. 에디슨도 평소 소식했으며 검은 빵, 채소, 과일, 생선 정도만 먹었다.

'수면'은 낮에 활동한 장기나 기관, 상처받은 세포를 쉬게 하거나 낫게 하려면 필요한 행위이다. 특히 과식하면 위장은 물론 위장에 혈액을 대량으로 보내야 하는 심장, 산소를 들이마시는 폐, 과식한 결과 많이 발생하는 노폐물을 해독하는 간과 신장 등 수많은 장기를 충분히 쉬게 해야 하므로 수면시간이 길어진다. 하지만 소식하면 휴식 시간이 짧아지므로 자연히 수면시간이 짧아도 건강에 전혀 지장이 없다.

小食

과식 후에는 성욕이 약해진다

'비아그라'는 혈관을 확장시켜 혈액이 음경으로 잘 흐르게 하는 발기약이다. 음경뿐만 아니라 많은 장기와 기관의 활동이 혈액 흐름에 따라 달라진다.

과식하면 위장으로 가는 혈류가 늘어나서 음경으로 갈 혈류가 상대적으로 줄어든다. 그러므로 중년을 넘기면 과식 후에 발기력이 약해지는 사람도 많다.

하지만 한두 끼를 굶으면 위장으로 향하는 혈류가 줄어드는 만큼 음경으로 가는 혈류가 늘어나서 정력이 좋아진다. 물론 '소식'으로 몸이 젊어진 효과도 함께 상승작용을 하지만 말이다.

암컷을 수십 마리씩 거느리는 물개 수컷은 당연히 생식기간에는 모든 암컷과 생식활동을 해야 하므로 아무것도 먹지 않는다. 암캐가 생식 가능한 기간에는 수캐 또한 먹이를 끊고 생식활동에만 전념한다. 이러한 것도 '소식'과 '단식'이 정력을 얼마나 강화해주는지 보여주는 예이다.

小食

과식은 스트레스에 약한 몸을 만든다

심신에 부하가 가해지면 그것에 대항하기 위해 몸에 각종 반응이 나타나는데 이를 스트레스라고 한다. 이는 자율신경 가운데 긴장의 신경이라는 교감신경이 우위에서 활동하기 때문에 혈압상승, 맥박 증가 등의 증상이 나타나는 것이다.

이를 진정시키려면 안정의 신경이라는 부교감신경을 작동시켜야 하는데, 이때 입욕, 취미활동, 걷기 등이 효과가 있지만 가장 손쉬운 방법은 무언가를 먹는 것이다. 위가 활동하면 부교감신경이 더 잘 반응하기 때문에 스트레스를 먹는 것으로 푸는 사람들이 많다. 하지만 엄청난 스트레스가 닥쳐오면 오히려 식욕이 사라진다.

초·중학교에 다닐 때는 새를 잡으면 안 된다는 식의 금지법이 없었다. 그래서 학교수업을 마치고 돌아오면 곧장 망이나 덫을 챙겨들고 가까운 산으로 동박새, 멧새, 휘파람새, 박새 등 작은 새들을 잡으러 다녔다.

그런 야생조류를 잡아서 새장에 넣어 기르면 2, 3일은 절대로 먹이를 먹지 않는다. 새장에 보자기를 덮어 어둡게 만든 후 새들의 흥분을 가라앉히고 나서 물만 조금씩 주고 어떻게 하는지 살펴보면 2, 3일 지나고부터는 먹이를 먹는다.

개나 고양이를 다른 집에서 데려오는 경우에도 처음 며칠 동안은 먹이를 쳐다보지도 않는다. 이처럼 야생동물은 스트레스가 심하면 '먹지 않음'으로써 정신력을 강화시켜 스트레스에서 해방되려고 한다. 따라서 인간도 평소에 많이 먹지 않음으로써 뇌간을 자극하여 정신력을 키울 수 있다.

'단식한다'는 말은 영어로 'fast'이다. 이는 비행기에 탔을 때 보게 되는 'fasten seat belt(안전벨트를 확실히 매주십시오.)'의 'fast'와 같은 말이다. '-en'은 동사를 만드는 어미이므로 'fast'에 '강하게 한다, 단단하게 한다'라는 의미가 있다. 요컨대 '소식'법이 단식이고, 그를 통해 심신을 단련하는 것이니 평소에 소식하면 강해질 수 있다.

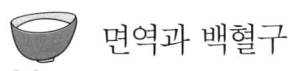

면역과 백혈구

병을 피하기 위한 힘을 면역력이라 하며, 혈액 1세제곱밀리미터에 4,000~8,000개(전 혈액이 4~5리터라 하면 수백억 개) 존재하는 백혈구가 그 중심적인 역할을 한다.

세균이나 바이러스 등의 병원체가 몸에 침입하면 식세포(마크로퍼지)나 호중구가 출동해 병원체를 탐식·살균하여 처리한다. 하지만 자신들 손으로 해치울 수 없을 만큼 적(병원체)이 많거나 힘이 강할 때는 마크로퍼지가 헬퍼 T세포에게 이 사실을 알린다. 연락을 받은 헬퍼 T세포는 B세포에게 항체(면역글로불린)를 만들도록 지시함과 동시에 킬러 T세포를 출동시켜 병원체를 공격한다. B세포에서 만들어진 항체는 미사일처럼 병원체를 향해 진격하여 해치운다.

독자적으로 행동하는 NK세포는 바이러스나 세균에 침공당한(감염된) 세포에게 일격을 가하여 소멸시키고 마크로퍼지와 함께 병원체를 공격한다. 체내에 암세포 같은 이물질이 있을 때는 킬러 T세포나 NK세포가 암세포를 공격하여 없앤다.

백혈구의 구성		역할
과립구 **(약 60퍼센트)**	**호중구** **(好中球)**	세균 탐식·살균, 혈중 노폐물 처리
	호산구 **(好酸球)**	5퍼센트 이하. 알레르기 반응의 원인물질인 히스타민을 중화시켜 알레르기질환 치유를 도움
	호염기구 **(好鹽基球)**	2퍼센트 이하. 헤파린을 방출하여 혈전을 방지하거나 지방을 저하시킴
림프구 **(약 30퍼센트)**	**B세포**	항체(면역글로불린)를 만들어 미사일처럼 병원균과 그밖에 항원을 향해 발사·공격
	헬퍼 T세포	면역시스템의 사령탑. 킬러 T세포의 성장을 돕거나 B세포에 항체생산을 명령
	킬러 T세포	바이러스에 감염된 세포를 직접 파괴
	NK세포	마크로퍼지와 비슷한 역할을 함. 특히 암세포 공격
	서프레서 T세포	면역세포가 외부에서 온 적을 전멸시키면 킬러 T세포나 B세포에 알려서 전쟁을 종결시킴
마크로퍼지 **(약 5퍼센트)**		체내에 침투한 먼지, 사멸한 세균, 혈관내벽의 콜레스테롤 등 뭐든지 먹는 청소기. 혈액 외에도 폐, 뇌, 간, 위 등에 존재함. 사이트카인(백혈구 생리활성 물질)을 방출하여 암세포를 공격하고 항원(병원균 등)을 완전히 파괴하지 못한 경우 헬퍼 T세포에게 긴급사태를 통지하여 면역시스템의 활성화를 촉진함

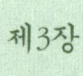

제3장

동양의학으로 살펴본
소식의 효능

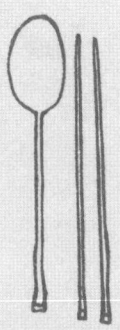

동양의학에서 말하는 '병'이란?

동양의학에는 2000년도 더 전부터 "만병의 근원은 하나, 피가 탁해져서 생기는 것이다."라는 말이 있었다.

혈액의 성분 등을 알지 못하던 시대에 현대의 서양의학적인 혈액 분석으로 봐도 진리인 말을 할 수 있던 것에 탄복하지 않을 수 없다. 혈액은 체중의 약 13분의 1을 차지하므로, 체중이 65킬로그램인 사람은 약 5리터, 52킬로그램이면 4리터가 존재한다.

혈액에는 음식물이 위장에서 소화되면서 흡수된 단백질, 지방, 당,

각종 비타민과 미네랄, 수분 등의 영양소 외에 폐가 들이마신 산소, 골수에서 만들어진 적혈구, 백혈구, 혈소판 등의 혈구, 내분비장기에서 만들어진 각종 호르몬, 간이나 췌장, 근육 등 장기나 기관의 세포에서 일탈한 효소류(GOT, GPT, 아밀라아제, CPK……), 60조 개의 세포가 각각 작업을 수행한 결과 생성된 노폐물(크레아티닌, 요소질소, 요산 등)이 들어 있다.

신장병 때문에 혈중 크레아티닌이나 요소질소 등의 노폐물이 소변으로 충분히 배출되지 못하면, 결국 그러한 노폐물(독)이나 수분이 몸 안에 축적된다.

그러면 수분축적에 따른 부종, 심부전, 울혈간, 폐수종에서 시작해 출혈증상, 경련이나 실신 같은 뇌신경증상 등을 일으켜 치료하지 않으면 사망에 이르는데, 이것을 요독증이라고 한다.

요독증은 '혈액의 탁함'이 극도로 심각한 증상인데, 이것이 서양의학적인 신장병, 신염, 네프로제, 신부전, 요독증 등으로 진전되기 전에 몸은 어떻게든 이 증상을 이겨내고자 다양한 반응을 보인다. 이것이 바로 동양의학에서 말하는 '미병(未病) 신호'이다.

이러한 증상은 더러워진 혈액이 모세혈관 속을 막기 때문에 모세혈관이 확장하여 출혈을 일으키고, 어떻게든 더러워진 혈액을 내보내려고 신호를 보내는 것이다. 이것을 동양의학적인 독특한 표현으로 '어혈(瘀血)' 신호라고 하는데, '어(瘀)'에는 '막히다'라는 뜻이 있다.

혈액이 더러워지면(오혈) 혈액의 흐름이 나빠진다(어혈). 그러므로 혈관이 확장되어 출혈을 일으키고 더러운 혈액을 정화하려는 반응을 보이는 것이다.

이러한 '어혈＝오혈' 상태가 계속되면 혈액 흐름이 나빠지는데, 이 때 어깨 결림, 두통, 현기증, 이명, 두근거림, 호흡곤란 등 자각증상도 함께 나타난다.

갑자기 사망한 사람의 가족이나 동료에게 물어보면 사망한 사람의 90퍼센트가 어혈 자각증상을 보였다고 한 조사결과도 있다(그러나 어혈의 자·타각 증상이 있는 90퍼센트가 돌연사한다는 뜻은 아니다).

나도 30여 년 동안 의사로 일하면서 웬일인지 얼굴이 붉은(일반적으로는 혈색이 좋다고 생각하지만) 사람이 뇌경색이나 심근경색, 암 등을 앓거나 그 때문에 사망하는 경우가 많다는 인상을 받았다.

보통 '혈색이 좋다'고 생각되는 사람은 실은 어혈 상태인 경우가 많다. 물론 평소 적게 먹고, 몸을 자주 움직이며, 얼굴이 희고 깨끗한 분홍빛인 사람은 정말로 혈색이 좋은 것이다. 하지만 '혈색이 좋다'고 생각하는 사람이라도 어혈의 자·타각 증상이 있으면 '소식'을 생활화하여 피를 맑게 해야 한다.

혈액이 오염되면 '병'에 걸린다

'어혈＝오혈'이 있으면 몸에 존재하는 '자연치유력'은 서서히 혈액을 정화하기 위한 반응을 일으킨다. 그 '반응'을 서양의학에서는 '병'으로 간주하고 '억제', '절제', '소각' 등의 공격적 '치료'를 실시하는데, 자연의학적으로 보면 '역요법(逆療法)'인 경우가 많다.

발진

발진에는 두드러기, 습진, 아토피, 화농진 등이 있는데, 이는 서양

小食

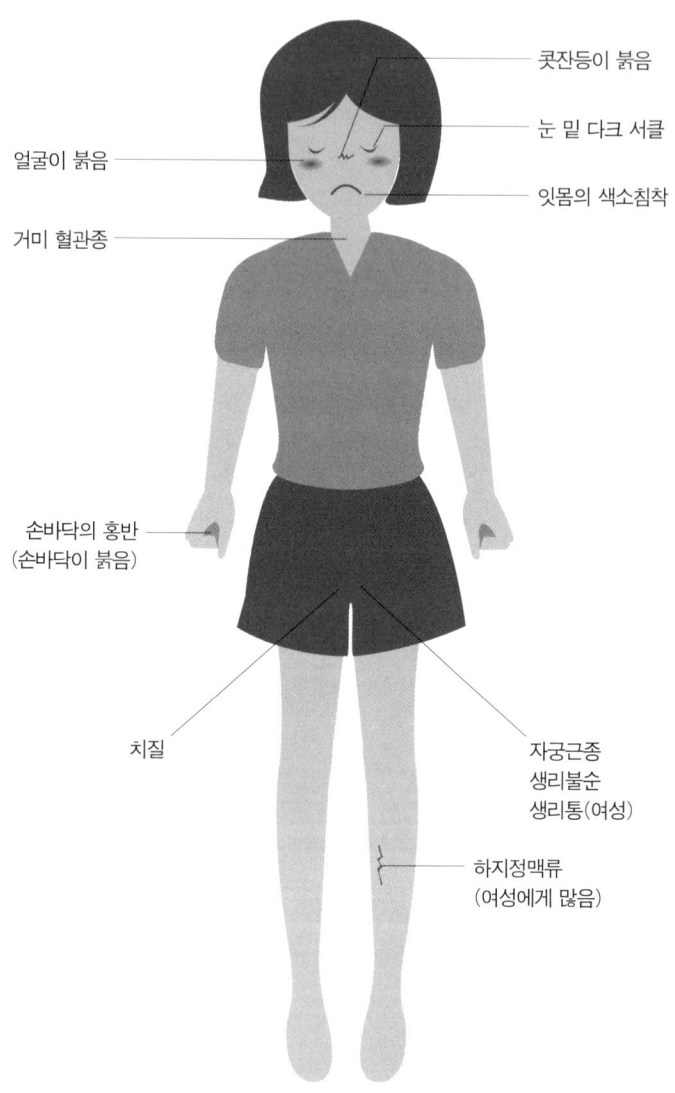

콧잔등이 붉음

눈 밑 다크 서클

얼굴이 붉음

잇몸의 색소침착

거미 혈관종

손바닥의 홍반
(손바닥이 붉음)

치질

자궁근종
생리불순
생리통(여성)

하지정맥류
(여성에게 많음)

〔동양의학에서 말하는 미병 신호〕

84

의학이 갖다 붙인 진단명일 뿐이다. 동양의학적으로 보면 발진은 체내 · 혈액 내의 노폐물과 수분을 체외로 배출하고 혈액을 깨끗이 하려는 반응이다.

예로부터 매독, 발진티푸스, 홍역 등 발진을 수반하는 병은 "발진이 심할수록 병 자체는 가벼운 증상으로 끝난다."는 것을 경험적으로 알고 있다. 발진을 혈액의 정화반응이라고 보는 동양의학적 관점에서 볼 때 이는 너무나 당연하다.

발진에 대해 서양의학에서는 피부 표면에 생긴 '발진' 자체를 병으로 보고 스테로이드제나 항히스타민제 등으로 억제하려고 한다. 하지만 일시적으로는 뛰어난 개선효과를 보이는 듯해도 재발하는 경우가 많은 까닭은 발진 반응 억제가 근본요법이 아니기 때문이다. 물론 발진 때문에 가려워서 일이나 공부를 할 수 없고 잠을 못 자며, 식욕도 없고 사회생활이 불가능하다면 서양의학적인 '억제' 치료도 일시적으로 필요하지만 말이다.

갈근탕(葛根湯)이라는 한약이 있다. 칡뿌리, 마황, 생강, 대추, 계지(桂枝) 등 몸을 따뜻하게 하는 생약으로 만든 것으로, 감기약으로 잘 알려져 있다. 이 갈근탕이 두드러기나 습진, 아토피 등에 뛰어난 효과를 보이기도 한다. 갈근탕을 따뜻하게 복용하고 20분쯤 지나면 천천히 땀이 나는데, 갈근탕이 발한작용을 촉진하여 몸속에 있는 여분의 수분과 노폐물을 밖으로 배출시키기 때문이다.

세계 최초로 마취를 이용해 유방암 수술을 한 것으로 유명한 기슈번(紀州藩)의 명의 하나오카 세이쇼(華岡靑洲)가 만든 십미패독탕(十味敗毒湯)도 마찬가지로 화농성 피부병이나 두드러기 등에 잘 드는 묘약이다. 함유된 생약인 앵피·방풍(防風)·독활(獨活)에는 발산작용, 길경에는 배농작용, 천궁(川芎)에는 혈액의 흐름을 원활히 하는 작용이 있다는 사실을 알면 쉽게 이해될 것이다.

피부병 환자에게 "좀 많이 드시는 편이지요?" 하고 물어보면 대부분 쑥스러운 듯 미소를 지으며 고개를 끄덕인다.

과식, 운동부족으로 혈액 내에 노폐물과 수분을 쌓아두는 사람은 피부병에 걸리기 쉽다. 따라서 피부병을 근본적으로 치료하려면 '소식' 하고, 운동, 근육노동, 입욕·사우나·암반욕 등으로 땀을 충분히 흘려 노폐물과 수분을 몸 밖으로 배출해야 한다.

염증

폐렴, 기관지염, 담낭염, 방광염 등 '염'이 붙는 병을 '염증성질환'이라고 한다. 체내·혈액 내의 노폐물을 발진으로 내보낼 체력이 없는 노인이나 병약자 또는 반대로 노폐물이 몸속에 쌓여도 별다른 증상을 느끼지 못할 만큼 기운이 넘치는 사람의 몸 안에서는 '염증'이라는 수단으로 혈액 내 노폐물을 연소처리하려는 움직임이 일어난다.

혈액 내 노폐물과 유독물은 보통 혈액 속을 돌아다니는 백혈구 중에서 호중구(다핵구)나 마크로퍼지 등이 먹어서 처리한다. 하지만 혈액 내 노폐물이 너무 많아지면 세균이나 바이러스, 진균(곰팡이) 등의 '미균'이 몸으로 침입하여 노폐물을 처리하려고 한다. 그것이 바로 ○○염이라고 하는 '염증'이다.

서양의학에서는 대개 미균을 나쁘게 보는데, 미균은 깨끗한 시냇물이나 코발트블루 바다에는 거의 살지 않으며, 개골창이나 쓰레기 더미, 시체, 거름통(비료통) 등 더러운 곳에서만 살고 번식한다. 그들은 불필요한 것, 남은 것, 죽은 것을 분해하여 땅으로 돌려보내는 일을 사명으로 하여 지구상에 존재하기 때문이다.

그런 '미균'이 몸에 침입하여 폐렴, 기관지염, 담낭염 등의 염증을 일으키는 것은 체내·혈액 내가 더러워졌음(오혈)을 의미한다.

염증에는 '발열'과 '식욕부진'이 따르기 마련인데, 발열은 노폐물이 연소되는 현상이며, 식욕부진은 노폐물을 만들고 혈액을 더럽히는 원흉인 음식물 섭취를 일시적으로 정지시키고자 하는 반응이다.

한약의 갈근탕, 민간요법의 생강탕이나 생강홍차, 달걀주(달걀에 설탕을 섞어 휘저은 다음 청주를 부어 따끈하게 데운 것), 서구의 레몬위스키(위스키에 레몬즙을 탄 것)나 레드와인을 데운 것이 감기, 기관지염, 편도선염 등 염증질환에 효과적인 이유는 발한작용을 촉진해 혈중 노폐물을 밖으로 내보내기 때문이다. 그러면 미균이 들어오지 않아도 되는 깨끗한 혈액이 만들어진다.

이러한 관점에서 볼 때 염증성질환에 대해 처음부터 '해열제', '항생물질'을 써서 열을 내리거나 미균을 죽이는 서양의학적인 치료법은 자연에 반하는 요법이라 하겠다. 미균이 왕성하게 활동하여 체력도 바닥난 중증 전염병 환자에게는 어쩔 수 없이 이런 치료법을 시행해야 한다고 하더라도 말이다.

동맥경화, 고혈압, 혈전, 출혈, 결석

혈액의 노폐물을 처리하는 반응인 발진과 염증을 약으로 억제하는 사람, 발진과 염증반응을 일으킬 만한 체력이 없는 노인이나 병약자, 반대로 기운이 넘쳐서 혈액이 더러워져도 아무런 반응을 일으키지 않는 사람에게는 혈액의 노폐물을 혈관내벽(혈관은 연결하면 10만 킬로미터에 달함)에 침착시켜서 혈액을 정화하려는 반응이 일어나는데, 이것이 바로 동맥경화이다.

'동맥경화'로 혈액이 깨끗해져도 이미 혈관이 좁아졌기 때문에 심장이 혈액을 보내는 데 상당한 힘이 드는데, 이것이 고혈압이다.

고혈압에 걸리면 서양의학에서는 혈관확장제를 투여하거나 심장의 힘을 약하게 하는 베타블로커 계열 약물을 이용해서 치료한다. 이는 일시적으로 뇌경색이나 심근경색을 방지하는 효능이 있지만, 이전과 같은 식생활을 계속하거나 운동부족 등 생활습관을 바꾸지 않으면 혈액은 또다시 더러워진다.

하지만 혈액의 노폐물을 혈관내벽에 침착시켜서 혈액을 정화하는 반응에도 한계가 있다. 혈관이 너무 좁아지기 때문이다. 따라서 몸의 '자연치유력'은 혈액의 노폐물을 한 곳으로 뭉쳐서 '혈전'을 형성하거나 혈관을 파괴하여 오염된 혈액을 밖으로 내보내려는 '출혈' 반응을 일으킨다.

서양의학에서 '혈전'과 '출혈'은 완전히 반대 반응이므로, 혈전에는 출혈을 촉진하는 '혈전용해제'를 쓰고, 출혈에는 혈전을 만드는 '혈액응고제'를 써서 치료한다.

하지만 한방에서는 혈전이나 출혈 모두 황련해독탕(黃連解毒湯), 계지복령환(桂枝茯笭丸), 도핵승기탕(桃核承氣湯) 등의 '구어혈제(驅瘀血劑)'를 처방한다. 이는 혈전도 출혈도 같은 '어혈＝오혈'이 원인이 되어 일어난다고 보기 때문이다. 예로부터 동서양을 불문하고 각종 병에 사혈요법(瀉血療法)을 이용했는데, 이는 인위적인 '출혈' 요법이라 할 수 있다.

몇 년 전 독일 뮌헨의 시민병원에 견학 갔을 때 보니 내과, 외과, 피부과 등 일반 진료과와 함께 '자연요법과'라는 것이 있었다. 이곳에서 허브 등의 생약요법 외에 암 환자나 류머티즘 환자에게 온열요법이나 거머리를 이용한 흡혈요법을 실시하는 것을 보고 매우 놀랐다. 이 흡혈요법도 사혈요법의 하나이다.

최근 일본의 대학병원이나 큰 병원 일부에서 C형 간염 치료에 사혈요법을 이용하기 시작했다. 그 치료근거는 사혈로 헤모글로빈(혈색소)을 저하시키면 간세포의 염증이 억제된다는 것인데, 동양의학적 견지에서 볼 때 사혈로 피가 깨끗해지기 때문이다.

담석이나 요로(신장, 요관, 방광)결석도 결국은 혈액이 더러워진 것에 기인한다. 간에서 생산되어 담관을 통해 십이지장으로 들어가고, 입으로 들어온 지방을 소화하는 작용을 하는 담즙에 콜레스테롤이나 비릴빈 등의 성분이 너무 진하게 들어 있으면, 담즙 흐름이 원활하지 못하다.

이때 그런 성분을 추출하여 굳게 하고, 담즙을 잘 흐르게 하려는 반응이 일어나는데 그렇게 형성되는 것이 담석이다. 담즙도 원래는 간에서 혈액으로 만들어지므로, 너무 진한 담즙(담즙의 오염)은 혈액이 오염되어 생기는 것이라고 할 수 있다.

소변은 신장에서 혈액의 노폐물이 여과되어 생성되는데, 요산, 칼륨, 칼슘, 마그네슘, 암모니아, 크레아티닌, 염화나트륨 등의 성분이 과다하면 소변의 이동이 원활하지 못하므로, 그런 성분을 굳게 하여 소변의 흐름을 개선하려는 반응을 보인 결과 생긴 것이 요로결석이다. 따라서 요로결석이 생기는 주된 원인은 혈액 오염 때문이다.

암

1975년에 암으로 사망한 사람은 약 13만 6,000명인데 당시 의사가 약 13만 명이었다. 그 후 30년간 의학은 눈부신 발전을 보였고, 암 연구나 치료법도 장족의 발전을 했으며, 의사도 28만 명으로 늘어났다. 그런데도 2006년 암 사망자가 32만 명이라니 이상한 일이 아닐 수 없다.

사람들이 장수하게 되면서 암 사망자가 늘었다고 주장하는 학자도 있지만, 이른바 암(종양)연령은 40~60대이므로 이는 설득력이 약하다.

서양의학에서는 암이라는 종양을 수술로 제거하거나 방사선으로 소각하고, 항암제(화학요법)로 말살하는 등 다양한 치료를 행하는데, 그것은 암이라는 결과를 제거하는 것일 뿐 암의 원인 처치는 아니다. 그러므로 그런 치료를 받은 후에도 이전 같은 생활습관을 지속하면 재발이나 전이가 일어나는 것이다.

암은 신생물(neoplasm)이라고도 한다. 우리가 살아가는 데 필요한 최소한의 음식물만 섭취한다면 신생물 등을 만들 여유는 없을 테니 암이 생기는 배경에는 역시 '과식'이 자리한다. 그러니 칼로리나 식사를 줄이면 발암 확률이 줄어드는 것은 어쩌면 당연한 이치다.

서양의학에서는 암을 '악마의 세포'라며 나쁘게 보지만, 과연 그럴까? 우리는 목에 무언가 걸리면 기침을 해서 뱉어내려 하며, 상한 음식이나 유해물질을 먹으면 구토나 설사를 해서 이를 몸 밖으로 배출한다. 또 몸이 차가워지면(감기) 열을 내서 몸을 따뜻하게 한다.

우리 몸에는 언제나 스스로 좋은 상태를 유지하고 장수하고자 각종 반응을 일으키는 능력이 있다. 이를 자연치유력이라고 한다. 그런 관점에서 '암'이라는 반응이 무조건 나쁘다고 보는 것은 바람직하지 않다.

'암도 몸의 일부'라고 하는 사람이 있는데, 암도 몸을 위해서 무언가를 하는 세포 · 조직이라고 보는 것이 설득력이 있다.

1950년 도쿄의대를 졸업하고 혈액생리학을 전공하면서 연구에 몰두하여 각종 동물실험 결과를 통해 '암은 오염된 혈액을 정화하는 장치'라고 결론지은 의학박사 모리시타 케이이치(森下敬一)의 주장은 동양의학적 경지에서 완벽하게 옳다.

서양의학에서도 예로부터 암세포는 독소(cancer toxin, 암 독소)를 많이 배출한다는 것을 지적했는데, 이 현상이야말로 혈액의 노폐물(독소)을 암이라고 하는 정화장치에 집결시키는 것이라고 봐도 된다. 혈액의 노폐물을 청소하는 백혈구(호중구나 마크로퍼지)와 암세포에는 다음과 같은 공통점이 있다.

• 체내와 혈액 내를 자유로이 돌아다니는 세포는 암세포와 백혈

구뿐이다.

- 암세포와 백혈구 모두 세포에서 활성산소를 다량으로 방출해 노폐물이나 약해진 세포를 '소각' 하여 먹어치운다. 이런 점에서 암은 혈액 정화장치라는 설이 타당함을 알 수 있다.

암은 '과식', '운동부족', '스트레스' 등으로 생긴 혈액 내의 노폐물을 정화하기 위한 장치이다. 이를 수술이나 방사선요법, 화학요법으로 소멸시키려 하지만 그것이 근본요법이라고 하기는 어렵다. 혈액정화야말로 암이 물러가길 바라는 최선의 방법이다.

혈액을 오염시키는 요인은?

지금까지 설명한 내용으로 '혈액의 오염'이 만병의 원인이라는 것을 알았으리라 생각한다. 혈액을 더럽히는 주된 원인은 다음과 같다.

과식

과식하면 30분 후에는 당과 중성지방의 혈중농도가 올라간다. 그뿐 아니라 상대적으로 소화액이 부족해져 위장에서 충분히 소화되지 못한다. 그 결과 각종 중간대사물이나 불소화물이 만들어지는데, 그것들이 혈액에 흡수되어 혈액을 더럽힌다.

게다가 과식하면 그 많은 음식물을 소화시키기 위해 위장 쪽으로 혈액이 집중된다. 그러면 전신의 세포를 돌아다녀야 하는 혈액의 양이 줄어들 수밖에 없다. 그 결과 각 세포의 신진대사가 저하되고 영양소의 이용 · 연소 · 배설이 방해를 받으며, 혈액에 불순물과 노폐물이 남아 혈액을 오염시킨다.

운동부족

인체 최대 장기인 간은 체중의 약 60분의 1이므로 1킬로그램 정도밖에 안 된다. 사실 간보다 더 큰 기관이 근육인데, 남성은 평균체중의 약 45퍼센트(여성은 약 36퍼센트)를 근육이 차지한다. 이 근육에서 인체 열량의 40퍼센트 이상이 만들어진다.

따라서 운동부족과 근육노동 부족은 체온을 떨어뜨려 당과 지방 연소를 방해하고, 요산, 유산, 피르빈산 같은 노폐물의 연소 · 배설을 방해하여 결국 혈액을 더럽게 만들고 만다.

스트레스

심신에 어떤 부하(스트레스)가 가해지면 부신에서 아드레날린이나 코르티솔이 분비되고, 혈관을 수축시켜 혈압과 혈당을 상승시킴으로써 대항하고자 한다. 이것이 스트레스 반응이다.

하지만 그 상태가 장기간 계속되면 콜레스테롤과 중성지방, 적혈구, 혈소판 등이 늘어나서 혈액이 오염되고 림프구가 감소되어 면역력 저하를 초래한다.

냉증

서양의학을 전문으로 하는 의사에게 '몸이 차가워진다'고 해봐야 심각하게 생각하지 않을지도 모른다. 하지만 체온이 1도 떨어지면 면역력은 30퍼센트 이상 저하된다. 반대로 평균체온보다 1도 상승하면 면역력은 5~6배로 증강된다. 따라서 '냉증'은 건강과 생명유지에 큰 적이 아닐 수 없다.

2000년도 더 전에 쓰인 한의학의 원전이라 할 수 있는『상한론(傷寒論)』은 말 그대로 추위 때문에 생긴 병을 논한다는 뜻이다. 이 책의 맨 처음에 등장하는 약이 계지, 작약, 대추, 생강 등 몸을 따뜻하게 하는 생약으로 만든 감기약 계지탕(桂枝湯)이다. 계지탕은 면역력을 크게 증강시키는 약이다.

몸이 차가워지면 당연히 혈중 콜레스테롤, 중성지방, 당 등 영양물질의 연소가 어려워져 요산, 유산, 피르빈산 등 노폐물이 제대로 연소·배설되지 않는다. 따라서 그것들이 남아 혈액을 더럽힌다.

환경오염물질

공장에서 내뿜는 매연이나 차의 배기가스, 쓰레기처리장에서 발생하는 다이옥신, 채소나 과일의 잔류농약, 식품첨가물, 화학조미료, 화학의약품 등이 폐나 위에서 혈액에 흡수되면 당연히 혈액이 더러워진다.

독가스로 사람이나 동물이 죽는 것은 폐를 통해 혈액에 흡수된 독가스(유독물)가 혈액을 타고 온몸에 있는 60조 개 세포로 전달되어 각각의 세포가 손상을 입고 사멸하기 때문이다. 이 개개 세포들이 죽으면서 인간의 '사망'을 초래한다는 것을 생각하면 쉽게 이해할 수 있다.

수분 과다 섭취

항간에는 매년 하는 사망원인 조사결과 2위(심근경색)와 3위(뇌경색)가 혈전증이므로 '혈액을 잘 흐르게 하려면' 하루에 물을 2~3리터는 마셔야 한다는 말이 있다.

하지만 비에 젖으면 몸이 차가워지고 목욕 후에 몸을 제대로 닦지 않으면 감기에 걸리는 것처럼, 물은 몸을 차갑게 한다.

몸이 차가워지면 '냉증'에서 설명한 것처럼 혈액이 오염된다. 서양의학에서는 혈액이 깨끗하게 잘 흐르게 하려면 가능한 한 물을 많이 마시라고 권장한다. 하지만 한방에서는 수분을 과잉 섭취해 체내에서 충분히 배설되지 못하는 것을 '수독(水毒)'이라 하여 물도 '독'이

될 수 있음을 2000년 전부터 경고했다.

우리 몸 바깥, 즉 대기 중에 수분(습기)이 많을 때는 불쾌지수가 올라가고 심신의 상태가 좋지 않으니, 체내에 여분의 수분이 쌓이면 몸은 더 안 좋아질 수밖에 없다.

영유아가 차게 자면 설사를 하고 복통을 일으키는 일이 종종 있다(냉함→물→아픔). 에어컨을 켠 실내에서 장시간 있으면 두통이 생기는 사람(냉함→아픔)이 있는 것처럼 '냉(冷)', '수(水)', '통(痛)'은 서로 연관되어 있다.

인간의 평균체온은 36.5도 전후인데, 하루 중 체온이 가장 낮아지는 오전 3~5시는 사람이 제일 많이 죽는 시간대이다. 또 이때는 천

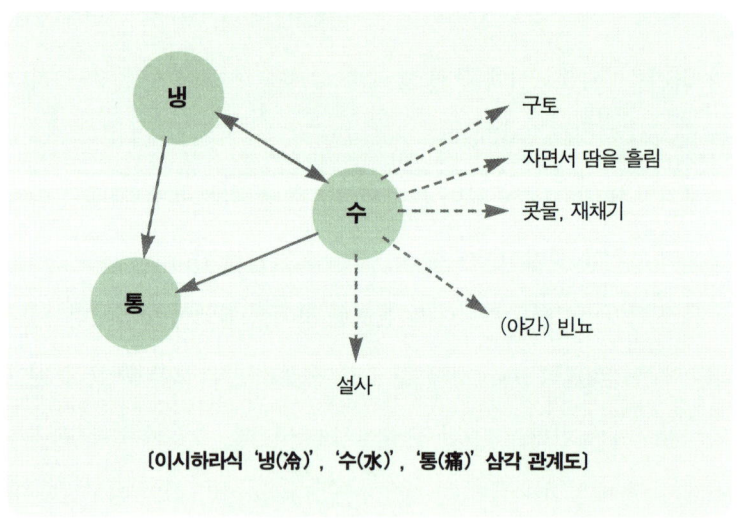

[이시하라식 '냉(冷)', '수(水)', '통(痛)' 삼각 관계도]

식 발작이나 이형협심증 발작도 자주 일어난다. 불면증인 사람이 각성하는 것 또한 이 시각이다.

이처럼 '냉증'은 사람의 건강과 생명에 매우 유해하다. 그러므로 인간은 몸이 차가워지면 그 한 가지 요인인 체내에 있는 여분의 수분을 몸 밖으로 배출하여 몸을 따뜻하게 하고자 반응한다. 차게 잠 → 설사, 몸이 차가워져서 감기에 걸림 → 재채기 · 콧물, 체온이 떨어지는 야간의 노인 → (야간) 빈뇨(頻尿) 등이 그렇다.

한방에서 말하는 '수독' 증상은 이뿐만이 아니다(93쪽 참조). 생명의 영위를 비롯해 우주의 원칙은 모두 '내보내는' 것이 '들어가는' 것보다 우선해야 평상성을 유지한다. 호흡(내뱉고 들이마심), 'give and take', 출입구, 출납장, '앙' 하고 숨을 터뜨리며 태어나 마지막에 숨을 거두는 것처럼 말이다.

그러므로 운동, 육체노동, 입욕, 사우나 등으로 몸을 따뜻하게 하여 땀과 소변을 충분히 배출한 다음 수분을 섭취하는 것이 건강한 수분 섭취법이다. 몸을 그리 움직이지 않는 사람이 틈이 날 때마다 수분을 섭취하면 '수독' 증상이 나타난다. 이때 이런 개념이 없는 서양 의학 전문의에게 달려가본들 엉뚱한 소리만 들을 뿐 적절한 치료는 받지 못한다.

몸을 많이 움직이지 않는 사람은 몸을 따뜻하게 하고 발한 · 이뇨 작용이 있는 홍차, 생강홍차, 허브티, 다시마차 등을 마심으로써 수분을 섭취하기 바란다.

한방에서 말하는 대표적인 '수독' 증상은 다음과 같다.

- 메니에르 증후군: 내이 속의 림프액 과잉
- 편두통: 구토(위액이라는 수분을 배출하여 두통을 완화시키려 함)
- 대상포진: 수포를 통한 수분 배설현상
- 알레르기
  - 결막염: 눈물
  - 비염: 재채기, 콧물
  - 천식: 묽은 가래
  - 아토피: 습진

  (이는 모두 여분의 수분을 배설하기 위한 현상)
- 녹내장: 수정체를 씻는 안방수(眼房水)의 증가
- 빈맥, 부정맥: 맥을 빠르게 하고 체온을 높여 수분을 소비하려는

  반응

小食

공복으로 자연치유력을 되살려라

지금까지 병의 원인 즉, 혈액을 더럽히는 원인에 관해 살펴보았는데,
그 원인을 추려보면 두 가지로 요약할 수 있다.

인간을 포함한 동물은 암이나 감기 · 폐렴 등의 염증성질환, 뇌경
색이나 심근경색 발작 직후, 통증이 심할 때 등 어느 정도 이상의 병
에 걸리거나 상당히 피곤할 때에는 반드시 '식욕부진'과 '발열'이라
는 두 가지 증상을 나타낸다.

그런데 '식욕부진'과 '발열'은 모두 면역력을 높여준다. 앞서 말한

것처럼 혈중을 마음대로 돌아다니는 백혈구라는 단세포생물이 이물(노폐물, 유독물, 병원균, 알레르기의 원인물질 등)을 먹고 처리하는 능력이야말로 가장 큰 의미의 '면역력'이다.

공복이 되면 혈중 영양물이 적어지므로, 백혈구도 배가 고파 이물을 잘 먹어치운다. 즉 공복시에 면역력이 상승한다. 그러므로 병에 걸리면 '식욕부진'이라는 '강제적 공복' 상태를 만들어 면역력을 증강시키고 병을 고치려는 것이다. 이것이 이른바 자연치유력의 하나이다.

또 체온이 1도 상승하면 면역력이 5~6배로 높아지는 것은 백혈구의 탐식처리능력이 5~6배로 높아짐을 의미한다. 그래서 병에 걸리면 발열작용으로 병을 물리치려는 것이다.

그런데도 몸의 메커니즘이 애써 만들어낸 '식욕부진'과 '발열'에 대해 서양의학에서는 "체력을 키워야 하니 조금이라도 먹으라."고 지도하거나 링거로 고영양제를 투여한다. 열이 날 때도 해열제로 치료하는 경우가 많은데, 이는 몸이 지닌 '자연치유력'의 관점에서 보면 고개를 갸웃거릴 수밖에 없는 일이다. 체력저하가 심하거나 발열상태가 계속될 때는 어쩔 수 없으니 예외로 하더라도 말이다.

이렇게 보면 병을 낫게 하려는 반응이 '식욕부진'과 '발열'이라면 병을 불러오는 근본원인은 그 반대인 '과식'과 '냉증'임을 알 수 있다. 그러니 평소 소식하고 몸을 따뜻하게 하는 운동(육체노동, 입욕, 사우나, 복대 착용 등)을 꾸준히 하면 오던 병도 달아나게 된다.

또 병을 앓거나 몸이 안 좋을 때는 본능이 시키는 대로 먹지 않거나 조금만 먹고 몸을 따뜻하게 하면 병은 자연스레 나을 것이다. '먹지 않고' '몸을 따뜻하게 하는' 것이 병을 낫게 하는 최상의 방법인 셈이다.

동물들이 몸 상태가 안 좋을 때 아무것도 먹지 않고 가만히 있는 것을 떠올려보면 고개를 끄덕이게 될 것이다.

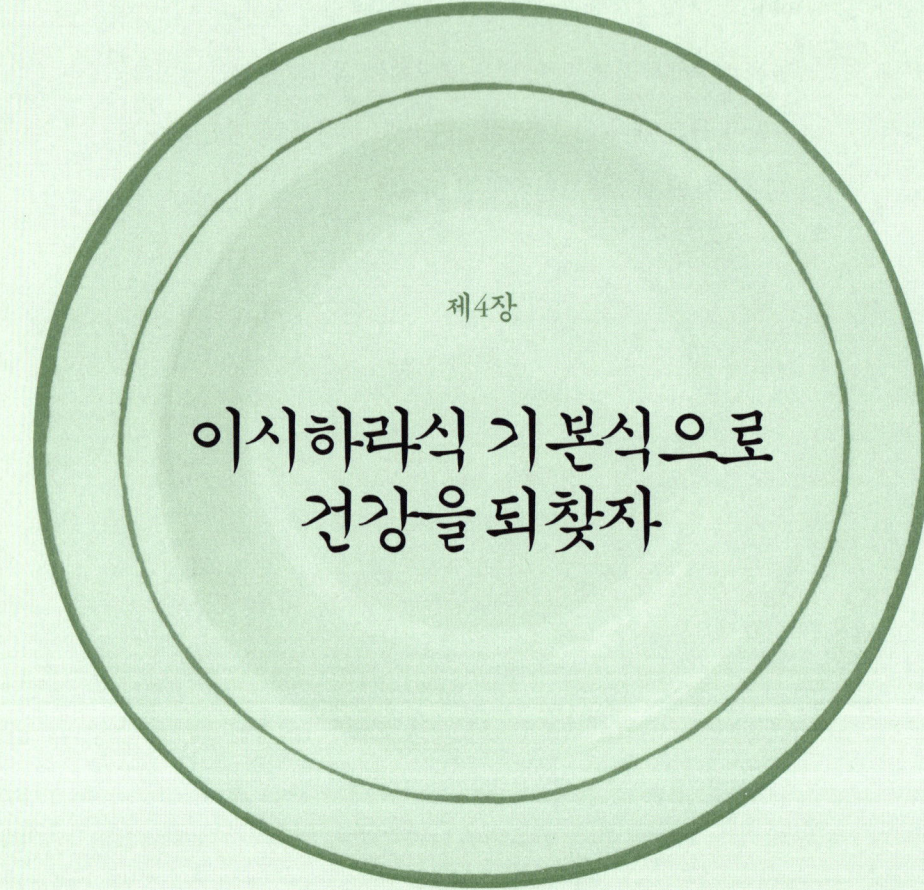

제4장

이시하라식 기본식으로
건강을 되찾자

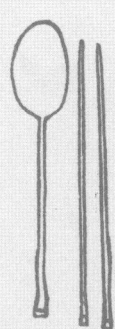

小食

아침 단식요법

일반적인 현대인의 육체노동량, 운동량으로 보면 하루 세 끼는 너무 많이 먹는 것이다. 매일 일찍 자고 일찍 일어나며 낮에도 노동과 운동으로 몸을 열심히 움직이는 사람이 꼭꼭 씹어서 약간 모자란 듯하게 세 끼를 먹는 것은 크게 문제되지 않는다.

하지만 회사원이나 자영업자들은 밤늦게까지 일하고 알코올과 음식을 9시, 10시까지 먹는 데다, 5~6시간밖에 자지 않고 다음 날 아침을 맞이하여 허둥거리는 경우가 많다.

그런 사람들의 위장에는 전날 저녁에 먹은 음식이 남아 있기 마련인데, 본능적으로 식욕이 없는데도 "아침을 안 먹으면 하루 동안 일할 에너지가 어디서 오겠느냐. 세 끼를 꼬박 챙겨먹어야 메타볼릭 신드롬에 안 걸린다."며 의과대학 병원이나 종합병원 의사들이 텔레비전과 신문·잡지에서 주장하다보니 억지로 아침을 먹고 오히려 몸 상태가 나빠지는 사람도 적지 않다.

아침부터 무슨 밥이냐며 식욕이 없는 사람은 차나 물로 수분을 섭취하면 굳이 음식을 먹을 필요가 없다. 특히 고지혈증, 고혈당=당뇨병, 고뇨산혈증, 고염분혈증=고혈압, 고체중=비만 등 '고'로 시작하는 메타볼릭 신드롬으로 고생하는 사람은 아침을 먹으면 그런 병을 악화시킬 수는 있어도 개선시킬 수는 없음을 명심해야 한다. 하지만 그런 병을 앓는 사람이라도 아침부터 배가 고프고 무언가 먹고 싶으면 홍차에 흑설탕(얇게 썬 생강을 넣으면 더 좋다), 사과주스, 당근·사과주스 등으로 당분과 수분을 보충하면 충분하다.

'공복감'이나 '포만감'은 배(위장)가 비고 차 있는 것에 따라 느끼는 감각이 아니라, 뇌 시상하부의 '공복중추'가 혈당이 떨어졌을 때는 공복을, 혈당이 올라갔을 때는 포만감을 느끼기 때문이다.

따라서 위에서 말한 당분이 든 홍차나 채소주스를 마시면 몇 분 지나지 않아 혈당이 올라가 공복감이 사라진다.

'저단백 발작'이나 '저지방 발작' 등은 존재하지 않고 '저혈당 발작(초조함, 불안, 두근거림, 경련, 실신 등)' 밖에 없음을 생각하면 인간=60조 개의 세포는 당분이 있으면 충분히 활동할 수 있다는 것을 알 수 있다.

이렇게 아침에 고형물을 섭취하지 않고 채소주스나 생강홍차로 수분과 당분, 비타민, 미네랄을 보충했다면 점심에는 국수를 먹는 것이 좋다.

국수는 여덟 가지 필수아미노산을 포함한 우수한 단백질, 동맥경화를 방지하는 식물성 지방, 에너지원인 당분, 대부분의 미네랄, 비타민을 포함하는 '완전영양식'이다. 여기에 혈관을 확장시켜 혈액 흐름을 돕고 몸을 따뜻하게 하여 기력과 체력을 증강시키는 파와 고춧가루를 뿌려서 먹으면 이보다 더 좋을 수는 없다.

국수가 싫증나면 재료가 많이 들어간 우동이나 피자, 파스타를 먹어도 된다. 물론 우동에도 파와 고춧가루를, 피자와 파스타에도 고춧가루로 만든 타바스코(혈액 흐름 촉진, 체온상승작용을 하는 캅사이신 포함)를 뿌리면 좋다.

이렇게 아침, 점심을 해결했다면 저녁에는 알코올을 포함해 뭐든지 먹어도 된다는 것이 '아침만 단식요법' = '이시하라 기본식'이다. 지금까지 내가 쓴 책 약 130권에서는 예외 없이 이 '기본식'을 권장했는데, 그것을 실행한 독자들의 편지를 수백 통 받았다. '반년 만에 체중이 25킬로그램, 허리둘레가 20센티미터나 줄고 혈압, 콜레스테롤 수치가 정상치를 회복했다', '천식증상이 호전되었다', '간 기능이 개선되었다', '생리통과 생리불순이 사라졌다', '당뇨병이 개선되었다', '혈압이 내려갔다' 는 등 헤아릴 수 없을 정도로 편지를 많이 받았다.

'아침을 거르면 기운이 없다', '근무시간을 고려하면 아침을 먹어야 한다', '점심이나 저녁을 거르는 편이 생활의 리듬이나 몸 상태 유지에 좋다' 는 분들은 물론 본인이 '몸 상태가 가장 좋다고 느끼는 소식' 건강법을 실천하면 된다.

현대인은 현재 노동량, 운동량을 고려했을 때 대부분 과식 때문에 메타볼릭 신드롬을 비롯한 각종 질병을 초래하고 있다. 따라서 한두 끼를 거르는 '안 먹는 건강법' 은 본인이 '가장 가뿐하고 상쾌하게끔' 식사를 거르면 된다는 말이다.

이시하라식 기본식

아침(한 가지만 선택한다)

- 안 먹는다.
- 물과 매실장아찌를 먹는다.
- 흑설탕을 넣은 생강홍차 한두 잔을 마신다.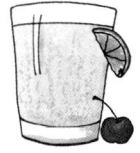
- 당근 · 사과주스 한두 잔을 마신다.

• 생강홍차 한두 잔에 당근 · 사과주스 한두 잔을 마신다.

점심(한 가지만 선택한다)

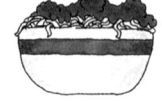

• 파와 양념을 제대로 넣은 국수를 먹는다.

• 파와 양념을 듬뿍 넣은 알찬 우동을 먹는다.

• 타바스코를 뿌린 피자나 파스타를 먹는다.

• 밥이나 도시락은 잘 씹어서 약간 모자란 듯이 먹는다.

저녁

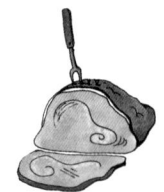

술을 포함해 뭐든지 먹어도 좋다!

점심 거르는 요령

이론적으로 가장 이상적인 식생활은 아침은 먹지 않고 점심은 가볍게 보식(補食)하는 식으로 섭취하는 것이다. 하지만 점심이나 저녁을 거르는 것이 더 편한 사람은 그렇게 해도 문제는 없다. 이상하게도 그런 사람들은 그렇게 해도 효과를 충분히 보기 때문이다.

C(47세, 173센티미터, 80킬로그램)는 회사에서 해마다 실시하는 건강검진에서 당뇨병(HbA1c 7.5, 공복일 때 혈당 150mg/dl, 각각의 정상범위는 4.3~5.8, 70~109mg/dl)이라는 결과가 나와 체중을 줄이라는 권유를

받았다.

그때 건강관련 잡지에서 내가 쓴 '아침만 단식' 기사를 보고 곧장 실행했는데, 오전에 배가 고픈 나머지 축 늘어지거나 때때로 가슴이 두근거릴 만큼 몸 상태가 좋지 않았다. 그도 그럴 것이 5시 30분에 일어나서 1시간 반이나 걸리는 회사에 출근하여 7시에는 업무를 시작하는 생활패턴이었기 때문이다.

따라서 아침은 지금까지처럼 밥에 된장국, 말린 생선, 낫토 등 일식을 먹고 출근하고, 점심시간을 이용해 주 3~4회 회사 근처 사우나에서 시원하게 땀을 빼준다. 그러고 나서 가게에 들러 생과일주스를 두 잔 마시는 생활로 바꾸었다. 그리고 평일 저녁에는 이전과 마찬가지로 거의 매일 거래처 접대 때문에 맥주, 소주, 청주 가리지 않고 마셨다.

이 새로운 생활스타일로 몸 상태가 몰라보게 좋아져서 처음 한 달 동안 3킬로그램, 다음 3개월간 3.5킬로그램을 빼서 총 6.5킬로그램 감량에 성공하고, 공복시 혈당도 150mg/dl에서 100mg/dl 전후로, HbA1c도 7.5에서 6.0으로 거의 정상을 회복했다.

C는 점심시간에 사우나에서 땀을 빼고 몸을 따뜻하게 한 후 필요한 수분을 당근·사과주스로 보충하는 방식으로 혈당치를 개선했을 뿐만 아니라 심신을 재충전할 수 있었다.

미용사인 D(65세)는 요 몇 년 동안 GOT(정상치 10~40), GPT(정상치 5~45) 수치가 모두 100 전후로 만성간기능장애에 시달렸다.

낮에는 눈코 뜰 새 없이 바빠서 점심 먹을 시간도 거의 없지만 간 기능 강화를 위해서는 고단백 식사를 해야 한다는 의사의 말에 따라 10분 정도 짬을 내어 돈가스덮밥 등을 서둘러 먹는 생활을 계속했다. 하지만 점심을 먹고 한두 시간은 잠이 쏟아지는 데다 몸이 천근만근인 것처럼 무거웠다.

그러던 어느 날 친구에게 '아침 거르기' 건강법을 듣고는 이를 실천하기로 했다. 하지만 너무 바빠서 점심까지 거르면 저녁때까지 아무것도 먹지 못하는 것이 마음에 걸렸다.

그래서 어차피 시간 내기도 어려운 점심을 굶고 아침은 먹기로 했다. 아침에는 잼을 바른 토스트와 요구르트, 홍차, 과일을 먹고 점심에는 매실장아찌 한 개와 차를 마시는 '점심 굶기' 생활을 시작했다.

처음에는 분명 배가 무척 고플 것이라고 생각했지만, 막상 점심을 거르자 평소의 노곤함이나 졸음이 전혀 찾아들지 않는 게 아닌가. 몸이 가벼워지니 일도 척척 진행되고 저녁은 맛있게 먹을 수 있게 되었다.

그리고 매월 받던 혈액검사에서도 GOT, GPT 수치가 서서히 내려가 6개월째에는 100 전후에서 각각 30, 35까지 떨어져 완전히 정상으로 회복되었다. 한 끼를 거르는 데도 알부민(간에서 생성되는 영양단백으로 수명예지단백이라고도 함)은 3.9g/dl에서 4.3g/dl로 늘었다. 결국 영양상태는 더 좋아진 것이다.

小食

저녁 거르는 요령

"아침을 굶으면 몸을 망가뜨린다."는 사람들이 있다. 식사가 사람들에게 하루의 생활리듬을 만들어주기 때문이다.

또 아침은 꼭 먹어야 하지만 저녁은 안 먹어도 그만이라는 사람도 있다. 저녁을 굶으면 단식시간은 18시간 정도로 아침을 굶을 때보다 길어진다. 24시간 정도 단식이라면 보통 큰 문제가 되지 않으며 오히려 건강을 위해 더 좋을 수도 있다.

오랜 단식 후에는 되도록 가벼운 음식을 조금 먹는 것이 건강에 좋지만, 중간에 당근·사과주스나 생강홍차로 수분과 당분을 보충한다면 따로 음식을 먹지 않아도 상관없다.

E(57세 주부)는 158센티미터, 65킬로그램으로 약간 살이 있는 편인데, 3~4년 동안 고혈압으로 약을 복용해왔다. 여름에는 혈압이 내려가서 약을 먹지 않아도 되지만, 늦가을부터 초봄까지 추울 때는 혈압이 올라가 약을 먹었다. 이것이 E의 3~4년 동안의 생활패턴이었다.

주치의에게 "표준체중으로 줄이면 추울 때도 혈압이 정상치를 유지할지 모른다."는 이야기를 들은 그녀는 운동과 각종 다이어트로 체중을 줄이려고 애썼지만 성공하지 못했다. 그런 와중에 내 클리닉을 방문했기에 '아침만 단식'을 권했다.

한 달 뒤 클리닉을 찾은 E가 "어릴 때부터 아침을 꼭 챙겨먹는 습관이 있어서인지 아침을 굶으면 몸이 별로예요. 아침, 점심은 이전처럼 먹고 저녁을 당근·사과주스나 생강홍차로 하면 안 될까요?" 하기에 괜찮다고 했더니 곧장 실행했다.

그러자 저녁 과식으로 속이 불편해 잠도 잘 못 이루던 고통이 말끔히 사라지고 숙면할 수 있게 되었다. 또 배변·배뇨도 좋아지고 어깨 결림이나 요통이 사라졌으며, 6개월 만에 7킬로그램 감량에 성공했다. 게다가 주치의 말대로 추운 계절이 와도 혈압이 130/80mmHg 전후에서 안정되었다.

이는 저녁을 거름으로써 위가 푹 쉴 수 있어 수면의 질이 향상된 것이다. 수면의 질은 하루 생활의 질을 좌우할 만큼 중요하다. 밤에는 낮에 열심히 움직인 몸을 쉬게 하여 회복하는 작업이 진행되므로 심신이 쾌적해짐은 더 말할 필요도 없다.

다음은 다발성골수종이라는 희귀한 병을 앓는 환자가 힘든 일을 하면서 저녁 굶기+현미+당근·사과주스로 5년 이상 증상을 안정시킨 예이다.

K(60세 남성, 169센티미터, 67킬로미터)는 1989년경부터 건강검진에서 고감마글로불린혈증이라는 지적을 받았는데, 딱히 이렇다 할 자각증상이 없었기에 방치했다.

그런데 1995년에 빈혈증상이 있어 대학병원에서 검진을 받으니 빈혈, 백혈구 감소, 비정상적으로 높은 IgG(이무노글로불린G) 수치, 벤스-존스(Bence Jones) 단백뇨 증상 등이 보인다며 다발성골수종(뼈에 문제가 생겨 면역력이 떨어지는 골수암) 진단을 내렸다. 조금 더 악화되면 항암제(화학치료)를 처방한다는 주치의의 말을 듣고 내 클리닉을 찾아왔다.

"다발성골수종은 매우 드문 병이라 제 클리닉에서도 아직 자연요법을 시도한 사람은 없습니다. 하지만 어떤 병이라도 면역력을 올리면 치유능력도 좋아지니, 일단 건강을 증진하기 위해 아침에는 당근·사과주스를 마시고 점심과 저녁에는 현미식을 해보십시오."라고 조언했다.

얼마 지나 K에게서 전화가 걸려왔다. "매일 밤늦게까지 일을 하니 집에 가면 9시가 넘는 날이 많습니다. 그 시간에 저녁을 먹으면 몸이 안 좋아지니, 아침은 현미+채식+어패류, 점심은 아침과 같은 메뉴를 도시락으로 먹고, 저녁에는 당근·사과주스를 두세 잔 마시는 식으로 해도 될까요?"라고 물었다.

그래서 본인이 실천해보고 몸이 가장 개운하고 좋은 방법이 적합한 것이니 그대로 하라고 했다. 그 후 대학병원에는 1~2개월에 1회, 내 클리닉에는 1년에 두 번 검진하러 왔는데, 다발성골수종은 악화되는 기미가 전혀 없었으며 매우 건강해 보였다. 2005년 9월 진찰할 때는 대학병원 의사에게 "다발성골수종은 진단을 받고 5년 안에 사망하는 분이 많은데, 환자분은 특별한 경우입니다."라는 이야기를 들었다고 한다.

생강홍차 만드는 법과 그 효능

티백을 컵에 넣고 끓인 물을 붓는다. 적정량의 생강즙과 흑설탕(또는 꿀)을 넣으면 완성되니 만드는 법이 무척 간단하다.

홍차의 효능

홍차의 카페인에는 이뇨작용이 있어 배뇨를 촉진한다. 또 홍차 (black tea)는 보기에 붉은(검은)데, 이는 한방의 음양론으로 말하면 몸을 따뜻하게 하는 음식이다. 색이 푸르거나 희고 초록인 음식은 몸을 차게 하며, 붉거나 검고 주황인 음식은 몸을 따뜻하게 해준다.

따라서 녹차는 몸을 차게 하고 홍차는 몸을 따뜻하게 한다. 유럽 사람들이 녹차보다 홍차를 즐겨 마시는 것은 유럽이 춥기 때문이다.

흑설탕의 효능

음양론으로 보면 흑설탕은 몸을 따뜻하게 하여 저체온 때문에 생기는 문제를 해결해준다. 체온이 상승하면 몸속의 지방, 노폐물, 당분의 연소작용이 촉진되는데, 그 결과 체중감소와 혈액정화라는 효과가 나타난다.

흑설탕을 먹으면 살이 찐다는 것은 잘못된 정보로, 홍차와 함께 섭취하면 오히려 살이 빠진다. 도쿄농업대학 영양학 교수가 흑설탕은 혈당을 낮춘다는 연구결과를 발표한 적이 있는데, 흑설탕이 체온을 높여서 혈당 연소를 촉진한다는 사실을 생각할 때 이는 당연한 결과이다.

흑설탕에는 또한 비타민 B_1, B_2를 비롯해 철, 아연, 칼슘, 칼륨 등 미네랄이 풍부하게 들어 있다. 그러므로 과도하게 섭취한 3대 영양소인 단백질, 지방, 탄수화물(당)을 몸에서 연소 · 이용하기 위해 반드시 필요한 비타민과 미네랄이 부족하여 생활습관병을 경험하는 현대문명인에게 흑설탕은 더할 나위 없는 건강식품이다.

2003년 10월 31일에 116세로 사망한 세계최고 장수인 홍고 가마

토(本鄕かまと) 할머니가 가장 좋아한 음식이 바로 흑설탕이었다. 이 정도면 충분히 이해할 만하지 않은가.

생강의 효능

생강은 150종 정도의 의료용 한방약 가운데 75퍼센트에 들어가서 '생강 없이는 한약도 없다'는 말까지 있을 만큼 효능이 매우 뛰어나다.

한방의 원전이라 할 수 있는 『상한론』을 보면 생강은 몸을 따뜻하게 하고(혈액 흐름을 돕고), 모든 장기 활동을 활성화하며, 몸속에 있는 여분의 액체(수분)를 제거하고, 구풍을 촉진하며(가스 배출), 소화를 돕는다고 적혀 있다.

명나라 시대에 쓰인 한의학서 『본초강목(本草綱目)』에는 생강을 두고 백 가지 병을 방어하는 음식이라고 표현했다. 공자도 매일 생강으로 만든 반찬을 먹었다고 한다.

생강은 인도가 원산지이지만 기원전 2세기에는 고대 아라비아인들이 뱃길을 통해 인도에서 고대 그리스, 로마로 전했다. 그 유명한 피타고라스도 생강을 소화제나 구풍제(驅風劑, 창자에 차 있는 가스를 배출시키는 약)로 사용했다고 한다.

생강은 진게론, 진게롤, 쇼가올 등 매운 성분과 진기베렌, 쿠르크민, 비사볼렌, 피넨 등 방향(정유) 성분으로 이루어져 있다. 최근 약리학 분야에서 생강의 놀라운 효능이 잇달아 발견되고 있는데 예를 들면 다음과 같다.

- 혈관을 확장시켜 혈액 흐름을 도우며 혈압을 낮춘다.
- 혈소판의 응집력을 약화시켜 혈전을 예방한다.
- 체온을 높이고 백혈구의 힘을 강화시켜 면역력을 증강시킨다.
- 발한 · 해열 · 거염 · 진해작용을 발휘한다.
- 배뇨를 촉진하여 부종이 생기거나 물살이 찌는 체질을 개선한다.
- 뇌의 혈류를 좋게 하여 우울한 기분을 없앤다.
- 타액, 위액, 췌액, 담즙, 장액 분비를 촉진해 소화를 돕는다.
- 식중독균이나 장내 유해균을 살균한다.
- 부신수질로부터 아드레날린 분비를 촉진해 기분을 좋게 한다.
- 혈중 콜레스테롤 수치를 떨어뜨린다.

생강은 이렇게 효능이 다양하다. 영어사전에서 'ginger'를 찾으면 생강 외에도 의기(意氣), 자극, 원기, 매운맛 등의 뜻이 있으며, 동사로서 생강으로 맛들이다, 활기를 돋우다, 고무하다 등의 뜻이 있다. "There is no ginger in him."은 "그에게는 기개가 없다."라고 번역한다. 이는 영국인들도 생강의 효능을 이미 알고 있었음을 뜻한다.

16세기에 페스트가 창궐하여 런던시민 3분의 1이 사망했을 때 "생강을 자주 먹은 사람은 죽지 않았다."라는 사실이 알려지면서 헨리 8세가 런던시장에게 "국민이 생강을 많이 먹게 하라."라고 명하여 만들어진 것이 지금도 런던에서 파는 인형 모양의 '생강빵(ginger bread)'이다.

기상 직후 아침에는 뇌를 비롯해 체내 장기들이 잠에서 완전히 깨지 못하고, 체온도 낮기 때문에 기분이 우울하기 쉽다. 이럴 때 생강 홍차(흑설탕이나 꿀을 타서)로 몸을 데우고 당분을 섭취하면 생강의 심신부활작용으로 기운이 나서 하루를 힘차게 시작할 수 있다.

생강홍차를 아침식사 대신 한두 잔 마시면 좋다. 생강이 조금 자극적이라면 흑설탕이나 꿀을 타서 마시면 덜하다. 생강은 간 것을 그대로 넣어도 되고 즙을 넣어도 좋다. 간 것을 그대로 먹으면 식이섬유도 함께 들어 있을 테니 변비가 있는 사람은 더할 나위 없는 효과를 보지 않을까.

병에 걸렸다면 당근 · 사과주스를 매일 마셔라

아침을 굶는 대신 생강홍차를 마심으로써 건강을 증진하고 약간의 이상증상이나 검사수치를 정상으로 되돌리기에 충분하다. 또 체온저하가 현저한 40대 이하 젊은 세대들에게는 몸을 따뜻하게 한다는 점에서 매우 효과적이다.

하지만 40세를 넘어 심신피로를 많이 느끼는 사람이나 고혈압, 간기능 이상, 당뇨병, 요산성 관절염, 뇌혈전을 경험한 적이 있고 약을 복용하거나 병원에 다니는 사람이라면 당근 · 사과주스를 아침 대용으로 마시는 것이 훨씬 효과적이다.

내가 1979년에 공부한 스위스 벤너병원은 전 세계에서 모인 난치병 · 희귀병 환자들을 식사요법을 중심으로 하는 자연요법으로 치료하는 곳으로 유명하다. 식사요법 중에서도 특히 중점을 둔 것이 당근 두 개와 사과 한 개로 만든 주스를 두세 잔 마시는 주스요법이었다.

당시 병원장인 의학박사 리히티 브라시 선생에게 "어째서 당근 · 사과주스가 그런 효능을 보이는 겁니까?" 하고 물으니, "인간의 몸에 필요한 비타민, 미네랄을 모두 포함하고 있기 때문입니다."라고 대답했다.

30년도 전부터 미국 농무부에서는 "현대문명인은 영양과잉의 영양실조로 고민하고 있다."고 지적했다. 즉 단백질, 지방, 탄수화물(당) 3대 영양소는 과도한 데 반해 그러한 것을 몸에서 잘 이용하기 위해 필요한 비타민과 미네랄이 부족하다는 뜻이다.

육류, 달걀, 우유, 버터, 마요네즈로 대표되는 동물성 식품이나 흰빵, 백미, 백설탕 등 정백식품 과잉섭취가 '영양과잉의 영양실조병'의 원인이다.

현재 인간의 몸에 필요한 비타민류가 약 30종류, 미네랄이 약 100종류라는데, 이 130종류 가운데 129종류를 매일 섭취해도 나머지 한 종류가 부족하면 병이 생길 수 있다. 예를 들면 다음과 같다.

비타민

- A 부족: 야맹증, 피부 거칠어짐, 폐암, 방광암

- B₁ 부족: 각기병(부종, 신경장애, 심근장애)

- B₂ 부족: 구내염

- C 부족: 괴혈병(출혈, 감염증)

- D 부족: 구루병(뼈가 약해짐)

- E 부족: 불임증, 노화, 동맥경화

- P 부족: 출혈

미네랄

- 철 부족: 빈혈

- 아연 부족: 미각 · 후각 장애, 정력 감퇴, 피부병

- 구리 부족: 성장부진

- 마그네슘 부족: 암, 정신병

- 망간 부족: 당뇨병

- 칼슘 부족: 뼈 · 치아가 약해짐, 신경장애

- 칼륨 부족: 근력저하

- 나트륨 부족: 식욕부진

문명사회에서는 농업에 농약을 사용한다. 황산이 들어간 농약을 사용하면 황화철, 황화아연, 황화구리처럼 미네랄이 황산과 반응하여 상실된다. 따라서 토양이 척박해진다. 척박해진 땅에서 필사적으로 빨아들인 미네랄은 곡물의 배아에 들어 있는데, 그것을 인위적으로 정백하여 없애니 문명인은 늘 미네랄 부족, 비타민 부족에 시달릴 수밖에 없다. 한 종류뿐만 아니라 여러 종류가 부족하니 병에 걸리는 것도 무리는 아니다.

당근에는 '만병의 근원'이라는 활성산소를 제거하는 베타카로틴이 다량 함유되어 있다. 마찬가지로 함유성분인 호박산 칼륨염에는 혈압을 낮추는 작용과 체내에 쌓인 유해한 수은을 배설하는 작용이 있다.

또 사과에는 비타민류(A, B균, C), 동화되기 쉬운 당류, 각종 효소, 유기산(사과산, 구연산, 주석산), 다양한 미네랄이 골고루 들어 있으며, 혈중 콜레스테롤 농도를 낮춰주는 펙틴, 장내의 좋은 균을 늘려주는 올리고당, 활성산소를 제거하는 폴리페놀 등이 있어 "매일 사과를 하나씩 먹으면 의사를 볼 일이 없다."(영국 속담)고 할 만큼 효능이 많다. 따라서 수많은 문명병을 예방하고 치료하는 데 당근·사과주스는 탁월한 효과를 발휘한다.

미국 샌디에이고에서 국경을 넘으면 바로 나오는 티파나(멕시코)에 있는 겔슨병원이나 런던에서 서쪽으로 150킬로미터 떨어진 항구도시 브리스톨에 있는 브리스톨 캔서헬프센터에서는 암 치료에 당근주스를 이용하여 눈에 띄는 성과를 올리고 있다.

1982년 미국과학아카데미는 "암은 세금처럼 피할 수 없는 것이 아니다."라는 제목으로 "암은 비타민 A, C, E를 잘 섭취하면 확실히 예방할 수 있다."고 했다. 그리고 그 비타민 A, C, E가 전부 들어 있는 것이 '당근'이라고 발표한 이후 당근주스 붐이 일기도 했다. 믹서가 아니라 주서를 이용해서 당근 두 개, 사과 한 개로 만드는 주스는 오장육부 곳곳에 새겨질 정도로 맛이 좋다.

나는 벤너병원에서 공부를 끝내고 귀국한 다음 28년 동안 '아침을 거르는' 대신 당근·사과주스 두 잔과 생강홍차 한 잔만 마셨다. 그 덕분에 1년 365일 휴일 없는 '월월화수목금금'의 바쁜 생활을 계속할 수 있었으며 지금도 건강을 유지하고 있다.

한 끼 거르는 '기본식'을 계속 실천하다가 몸이 적응하고 체중을 더 감량하거나 좀더 건강해지고 싶은 분들은 '두 끼를 거르는' 소식법에 도전해보기 바란다.

小食

하루 한 끼 건강법

2001년 9월 13일 텔레비전에 출연해 1시간 정도 '지방을 연소시키는 반단식'이라는 제목으로 이야기한 적이 있다.

　사전에 54세 주부 Z에게 반단식을 실천하게 해 데이터를 모아간 덕분인지 방송에서 내가 한 이야기는 상당히 설득력이 있었던 듯하다. 전국 각지에서 전화가 끊이지 않았으니 말이다. 당시 주부 Z에게 실행하게 한 것이 두 끼를 거르는 소식건강법이다.

- 아침: 당근·사과주스(2.5컵)(당근 두 개+사과 한 개)
- 점심: 당근·사과주스(3컵)(당근 한 개+사과 두 개)
- 저녁: 흰쌀밥(가능한 한 검은깨소금을 뿌림) 반 공기 조금 넘도록

  매실장아찌 두 개

  갈은 무와 청어 작은 종지 하나

  일본식 된장국(미역과 두부를 넣음) 한 그릇

이것이 당시 메뉴이다. 이를 실천하는 동안 공복감을 느끼면 흑사탕을 한두 개 먹거나 생강홍차(흑설탕을 넣음)를 한 잔 마시게 했다. 그리고 초조하거나 무료할 때는 천천히 산책하게 했다. 점심에 사과와 당근 비율을 반대로 한 것은 점점 떨어지는 혈당을 사과의 단맛으로 조금이라도 높이고자 배려한 것이다.

저녁식사는 반 공기 조금 넘는 흰쌀밥에 검은깨소금(이상적인 것은 현미 죽 한 그릇), 매실장아찌(구연산 등의 유기산으로 위액 및 타액 분비를 촉진하고, 쉬고 있는 위 자극), 갈은 무와 청어(무의 지아스타제가 소화 촉진), 된장국(두부와 함께 단백질을 보충하고, 단식 중에 소변으로 다량 배설되는 염분 보충)을 천천히 꼭꼭 씹어서 30분 동안 먹게 했다.

그 결과는 다음 데이터와 같이 나타났다.

- 체중: 1.5킬로그램 감소

- 혈압(정상치 100~140mmHg) : 141→131mmHg

- 혈당(정상치 70~109mg/dl) : 110→92mg/dl

- 중성지방(정상치 50~149mg/dl) : 79→52mg/dl

- 요산(여성 정상치 5.5mg/dl 이내) : 5.0→3.2mg/dl

- 요소질소(여성 정상치 8~20mg/dl) : 18→12.2mg/dl

- 크레아티닌(정상치 0.7~1.5mg/dl) : 1.1→0.72mg/dl

이렇듯 모든 항목이 개선되었다. 요산, 요소질소, 크레아티닌은 체내 노폐물이므로 이것들이 감소된 것은 혈액이 깨끗해졌음을 의미한다. 또 신기능도 강화되었음을 보여준다.

Z는 '한 끼 건강법' 덕분에 몸도 마음도 상쾌해졌다고 했다. 뇌파를 측정한 결과 알파파가 많은 것으로 보아 이 단식이 스트레스 해소에도 도움이 되었음을 알 수 있었다. 단, '한 끼 건강법'을 계속한다면 '저녁'은 술을 포함해서 뭐든지 먹어도 된다.

이처럼 '두 끼 건강법'이나 '한 끼 건강법'을 시도해보고 심신이 상쾌해져서 '체중을 더 감량하고 싶다', '체내 · 혈액 내 노폐물을 배출하여 혈액을 정화하고 싶다'는 생각이 들면 한 달 또는 몇 달에 한 번 하는 '1일 단식'도 재미있다.

1일 단식법

1일 당근·사과주스 단식은 안전하고도 확실하다. 하지만 이는 하고 싶다고 갑자기 시작할 것이 아니라, 먼저 '두 끼 건강법'을 실행해야 한다.

1~2주쯤 지나 하루 두 끼 생활에 익숙해지면 주말에 '한 끼 건강법'을 시도해보자. 그것도 두세 번 성공했다면 그때는 1일 단식에 도전하는 식으로 단계적으로 실천하는 것이 바람직하다.

메뉴 예

- 아침: 당근 · 사과주스(2.5컵)(당근 두 개+사과 한 개)
- 오전 10시: 생강홍차(꿀을 타서 한두 컵)
- 점심: 당근 · 사과주스(2.5컵)(아침과 동일)
- 오후 3시: 생강홍차(꿀을 타서 한두 컵)
- 저녁: 당근 · 사과주스(2.5컵)(아침, 점심과 동일)

저혈당증상(현기증, 무기력함 등)이 있으면 꿀을 넣은 생강홍차나 흑사탕을 먹으면 된다. 생강은 몸을 따뜻하게 하고 혈액 흐름을 좋게 하여 대사를 활발히 한다.

이 때문에 지방 연소, 노폐물 배설이 촉진될 뿐 아니라 기분을 상쾌하게 만든다. 그리고 하루 동안 단식한 후 아침에는 다음 음식을 잘 씹어 먹어야 한다.

- 흰쌀밥(검은깨소금을 뿌림)을 공기에 70~80퍼센트 차도록
- 매실장아찌 두 개
- 갈은 무와 청어 작은 종지 하나
- 일본식 된장국(미역과 두부를 넣음) 한 그릇

그밖에 목이 마를 때는 적절한 차, 생강홍차(흑설탕이나 꿀을 넣은 것), 허브티 등으로 수분을 보충해도 된다. 1일 단식 후 점심, 저녁에는 기름지지 않은 음식 위주로 조금 모자라다 싶게 먹어야 한다. 당근·사과주스와 생강홍차로 이런 약식 단식을 할 때는 일단 위험한 일은 없을 것이다. 다만 '식은 땀', '손발 떨림', '심한 두근거림', '심한 복통', '머리가 아득해지는 느낌' 등이 있으면 의사에게 진찰을 받아야 한다.

그리고 '1일 단식'이나 '한 끼 건강법'의 경우 경구 당뇨병 약을 복용하거나 인슐린 주사를 맞으면 저혈당증상을 일으켜 위험할 수 있으니 주치의와 상담하기 바란다.

'소식건강법'에서 '1일 단식'은 단순한 다이어트 목적뿐만 아니라 폭음폭식 후, 감기나 위장병을 비롯해 일상적인 병으로 몸이 안 좋을 때 용기를 갖고 시도하면 생각보다 훨씬 빨리 몸이 회복되는 경우가 많다.

아침만 단식해도 또는 그 이상 1일 단식에서 며칠 단식인 경우에는 더욱 단식 후에 먹는 한 끼 죽이나 보식의 맛은 무엇과도 비교할 수 없다.

나는 어떤 고급음식점의 일식이나 프랑스 요리와 비교해도 단식 후 가벼운 한 끼가 훨씬 더 맛있다고 단언할 수 있다.

이렇게 보식을 할 때야말로 자신이 평소에 얼마나 과식했는지, 또 음식에 대한 고마움을 잊고 살았는지 깨닫는다.

　죽이나 된장국, 매실장아찌, 갈은 무 등 실로 소박한 자연음식들이 건강과 생명에 얼마나 큰 도움이 되는지도 실감하게 된다.

제 5장

따뜻한 몸으로
체질을 개선하라

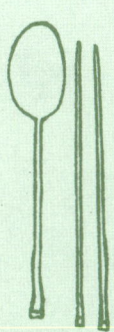

- 입욕(入浴)으로 면역력을 높여라
- 근육운동으로 체온을 높여라
- 배를 따뜻하게 해 영양효율을 높여라
- 긍정적 자세는 몸을 따뜻하게 한다
- 칼로리보다 몸을 따뜻하게 하는 음식에 신경 쓰자
- 음식은 본능에 따라 먹어라

입욕(入浴)으로 면역력을 높여라

인간이나 동물은 대부분 어느 정도 이상 병에 걸리면 '발열' 과 '식욕 부진' 이라는 증상이 나타난다. 이 두 경우 모두 백혈구의 탐식, 살균 력이 촉진되어 면역력이 증강된다는 것은 이미 설명했다. '식욕부진 ㅡ먹지 않음=소식' 의 효능은 이제껏 수도 없이 강조했다.

　따라서 건강을 증진하고 병을 치료하기 위해 필요한 또 하나의 '힘' 인 '발열' ㅡ '몸을 따뜻하게 한다' 를 살펴보려 한다.

　몸을 따뜻하게 하는 가장 손쉬운 방법은 입욕이다. 그밖에 온천,

사우나, 암반욕 등 자신이 좋아하는 시간에 가장 기분 좋은 상태의 탕 온도(사우나나 암반욕의 욕실온도)일 때 입욕하는 것이 바람직하다.

땀이 나기 시작하는 것은 체온이 1도 상승했고 면역력은 5～6배 촉진되었음을 뜻한다. 또 '기분이 좋다'고 느끼면 뇌에서 쾌감호르몬인 베타엔도르핀이 분비되어 부교감신경의 작용도 좋아지고 NK세포도 활성화되어 면역력이 더욱더 커진다.

小食

근육운동으로 체온을 높여라

체온의 40퍼센트 이상은 근육세포에서 생산되며 체온상승=면역력 증강이므로 근육운동이 상당히 중요하다. 모든 근육의 75퍼센트는 허리 아래에 있으므로 상반신보다는 하반신 운동을 꾸준히 하는 것이 체열 생산에 효과적이다. 따라서 걷기가 근육운동의 기본이다.

걷기는 혈액 흐름을 촉진하고 체온을 높이는 데 도움이 되므로 근육을 발달시켜 산열량을 늘리려면 조금 힘든 운동을 하는 것이 바람직하다.

이때 강력히 추천하는 상반신 운동은 '팔굽혀펴기', 하반신 운동은 '스쿼트나 다리 들어올리기'이다. '팔굽혀펴기'는 바닥에 몸이 평행이 되게 하여 실시하는 것이 이상적이지만, 그것이 안 되는 사람은 벽 앞에 서서 양손을 벽에 대고 '팔굽혀펴기'를 하다가 근육이 생기면 서서히 바닥에 손을 대고 하면 된다.

'팔굽혀펴기', '스쿼트나 다리 들어올리기' 모두 한 세트당 10회, 잠시 휴식시간을 두고 총 3세트(10회×3=30회) 정도에서 시작해 서서히 15회×5세트=75회, 20회×7세트=140회로 늘리는 것이 좋다.

근육세포는 90세까지는 발달한다고 하며, 근육을 단련하면 체온상승뿐만 아니라 다음 효과도 기대할 수 있다.

- 근육의 수축과 이완으로 근육 내의 혈관이 수축과 확장을 반복해(milking action=우유 짜기 효과) 혈액의 흐름을 도와 고혈압과 심장병을 예방·개선한다.
- 근육을 움직이면 뼈의 혈행(血行)도 좋아져 골다공증 예방과 개선에 도움이 된다.
- 근육을 움직이면 근육세포 내의 GLUT-4(글루코오스 트랜스포터-4)가 혈액 내의 당분을 근육세포로 빨아들이므로 근육은 강해지고 혈당은 내려가서 당뇨병 예방과 개선에 도움이 된다.
- 근육을 움직이면 뇌의 기억중추인 '해마'의 혈행이 좋아져 기억

력 증강, 치매 예방에 효과적이다.

• 근육을 움직이면 음식물의 소화관 통과시간이 짧아져 발암물
질이 대장에 가하는 자극시간이 단축되므로 대장암 발생률이
떨어진다.

• 근육을 움직이면 근육세포에서 남성호르몬(여성에게도 존재) 생
산, 분비가 늘어나 체온이 상승하여 자신감이 생기고 '우울증'
이 개선된다.

체중의 45퍼센트를 차지하는 인체 최대 기관인 근육을 자극하지
않거나 움직이지 않는다면 건강은 영원히 꿈으로 남을 수밖에 없다.

小食

배를 따뜻하게 해 영양효율을 높여라

일본어에는 '배'가 들어가는 표현이 많다. 최근 뇌 시상하부에 존재
하는 소마토스타틴(호르몬)이 소화관 상피나 췌장의 D세포에서도
발견되어 소화관 호르몬인 콜레키스토키닌, 가스트린, 인슐린, 글루
카곤이 뇌의 뉴런에도 존재한다는 사실을 알게 되면서 이들을 총칭
하여 장뇌펩티드라 부르게 되었다. 즉 뇌와 장은 긴밀하게 연관되어
있다.

이렇게 보면 스트레스로 위에 문제가 생기거나 과식으로 위를 망

가뜨렸을 때 기분이 나빠지는 것도 이해된다.

또 장내에는 '파이엘판'이라는 림프절을 비롯해 몸 전체의 림프조직 가운데 70퍼센트가 존재하며, 마크로퍼지도 장이나 간에 다수 존재하므로 '배'는 면역의 중심이라고 할 수 있다.

물론 배를 따뜻하게 하여 식물의 뿌리에 해당하는 위장을 따뜻하게 하면 음식물의 소화·흡수를 촉진하여 영양효율을 높여준다.

그러므로 하루 종일, 사시사철 '복대'를 하여 배를 따뜻하게 하면 영양상태도 좋아지고 정신을 안정시켜 면역력을 높이는 데 매우 중요하다.

얼마 전 70대 남성에게서 편지를 받았다. 편지내용을 요약하면, 장기간 C형 간염을 앓았는데, 인터페론요법을 권유받았지만 하지 않아 간기능치를 나타내는 GOT, GPT 수치(40단위 이내가 정상)도 최근 몇 년 동안 200을 넘었다고 한다.

그런데 내가 쓴 책을 읽고 배를 따뜻하게 하는 것이 얼마나 중요한지 깨달아 복대를 하고 1일 1회 15분쯤 전기난로로 한 달가량 몸을 따뜻하게 했다고 한다. 그 결과 GOT, GPT 수치가 떨어졌기에 이 방법을 간염환자들에게 꼭 알려달라는 글이었다.

긍정적 자세는 몸을 따뜻하게 한다

늘 좋은 면을 보고, 다른 사람을 위해 헌신하며, 신앙심을 갖고, 크게 웃는 긍정적인 자세는 몸을 따뜻하게 만든다. '정열'은 '체열'도 높여주기 때문이다. 물론 반대로 부정적인 면만 보고 불평과 불만을 늘어놓는 비관론자의 사고는 몸을 차게 만든다.

최근 정신종양학(psycho-oncology)이라는 학문이 대두했는데, 마음가짐을 긍정적으로 하면 NK세포를 활성화하여 암을 낫게 하는 일도 있다고 한다.

영국의 킹스칼리지병원에서 상태가 비슷한 유방암 환자를 대상으로 '지금의 심경'을 조사한 결과 약 반은 "이제 끝이다, 의사에게 맡길 뿐이다."라고 했으며, 나머지는 "무슨 일이 있어도 꼭 완치해 보이겠다."는 의지가 있었다고 한다.

후자는 서플리먼트나 당근주스 등의 자연식이요법, 명상요법 등을 열심히 실천했다. 5년 후 전자는 80퍼센트가 사망했지만, 후자는 90퍼센트나 생존했다고 한다.

예로부터 '병'은 '병 반, 마음 반' 또는 '마음에서 오는 병'이라는 말이 있다. 영어의 disease(병)도 ease(용이, 안락)에 반대를 나타내는 접두어 'dis'가 붙은 것으로 심리적 영향이 얼마나 큰지 알 수 있다.

小食

칼로리보다 몸을 따뜻하게 하는 음식에 신경 쓰자

50년 전에는 어린이가 약 37.0도, 어른이 약 36.8도였던 평균체온이 최근 떨어지고 있다. 내 클리닉에서는 처음 온 외래환자의 체온을 꼭 측정하는데, 높은 사람이 36.2~3도이고 대부분 35.0도대로 50년 전의 체온에 비하면 1도쯤 내려갔다.

앞에서도 말했지만 체온이 1도 떨어지면 면역력은 30퍼센트 이상 저하되며, 반대로 평균체온보다 1도 올라가면 면역력은 5~6배 높아진다.

최근 30년간 의학은 장족의 발전을 이루었고 의사도 약 13만 명에서 28만 명으로 배 이상 늘었다. 거기다 의료비를 매년 33조 엔이나 쓰는 데도 암을 비롯해 심근경색, 알레르기질환, 자기면역질환(궤양성대장염, 클론병, SLE, 특발성혈소판감소성자반병 등), 우울증을 비롯해 각종 정신질환이 증가하는 배경에 저체온화가 자리하고 있음이 틀림없다. 아직 '서양의학'에서는 인식하지 못하는 것 같지만 말이다. 현대인의 체온 저하 원인으로는 다음을 들 수 있다.

- 교통수단 발달, 청소기와 세탁기 등 전자제품 보급으로 인체 최대의 산열장기인 근육을 거의 사용하지 않게 됨
- 기초체온이 떨어지고 산열량이 저하되는 여름에는 에어컨으로 몸을 더 차갑게 함
- 젊은층을 중심으로 입욕하지 않고 샤워만 하는 경향이 늘어남
- 몸을 따뜻하게 하는 작용이 강한 염분을 나쁘게 보고 대폭 줄인 저염식이 전국에 확산됨
- 혈액을 깨끗하게 한다며 억지로 수분을 과도하게 섭취함
- 음식물을 건강하게 섭취하는 것의 기본은 신토불이다. 즉 지금 살고 있는 땅에서 나는 것을 먹어야 하는데, 우리가 먹는 음식은 대부분 외국에서 수입하며, 그중에는 몸을 차갑게 하는 음식도 적지 않다.

서양의학이나 영양학에는 음식물을 연소시켜 수온을 1도 상승시키는 칼로리를 1칼로리라고 했을 뿐 먹으면 몸을 '차게 하는' 음식이나 거꾸로 '따뜻하게 하는' 음식이 존재한다는 개념조차 없다.

하지만 맥주나 토마토, 오이, 수박 등 여름 채소는 몸을 차게 하는 작용이 있으니 더운 여름에 맛이 있고, 반대로 간장, 육류, 달걀, 파 등은 몸을 따뜻하게 하는 힘이 강하기 때문에 겨울에 전골 요리로 만들어 먹으면 안성맞춤이다.

비슷한 음식에 같은 칼로리라도 몸을 따뜻하게 하는 것과 차게 하는 것이 있다는 사실을 한방의 음양론에서는 2000년도 더 전부터 지적했다.

겨울에 내리는 눈은 희고, 초록색 잎은 한여름에 만져도 차가우므로 청 · 백 · 녹색을 띤 음식을 먹으면 몸이 차가워진다. 하지만 태양, 불은 붉거나 주황색이고 무언가를 태우면 검게 되니 보기에 적 · 홍 · 흑색을 띤 음식은 몸을 따뜻하게 한다고 알아두면 된다.

사람들은 최근 30~40년간 몸을 차게 하는 청 · 백 · 녹색을 띤 음식을 많이 먹었는데, 이것도 체온저하의 큰 요인이다.

카레, 커피, 토마토가 색이 진한 데도 몸을 차게 하는 이유는 산지가 각각 인도, 에티오피아, 남미 등 열대지방이기 때문이다. 그러니 색보다 산지가 '우선' 하는 셈이다.

냉증인 사람이 몸을 차게 하는 음식을 먹고 싶으면 소금을 곁들이

거나 열을 가해(조리해서) 먹으면 된다. 그러면 색도 진해지고 몸을 따뜻하게 하는 음식으로 바뀐다.

- 녹차(녹)＋열＋발효 → 홍차(적~흑)
- 우유(백)＋열＋발효 → 치즈(노랑)
- 무＋소금＋압력 → 단무지(노랑)

　토마토, 오이, 수박(원산지 서아시아)에 소금을 뿌리면 맛이 있는 것도 이러한 이유 때문이다.

몸을 차게 하는 음식과 따뜻하게 하는 음식

몸을 차게 하는 음식(청 · 백 · 녹)
- 우유
- 우동
- 화이트 와인, 맥주
- 녹차
- 양과자
- 잎채소
- 남방산 과일(바나나, 파인애플, 멜론, 감귤류)

- 카레, 커피, 조미료(식초, 마요네즈)
- 흰살(육류나 생선의 기름살)

몸을 따뜻하게 하는 음식(적 · 홍 · 흑)

- 치즈
- 메밀국수
- 레드 와인, 흑맥주, 초홍주(중국술)
- 홍차, 엽차
- 화과자
- 뿌리채소, 해초
- 북방산 과일(사과, 체리, 포도, 자두)
- 자반연어
- 소금, 된장, 간장
- 붉은살 육류, 어육, 어패류(새우, 게, 오징어, 문어, 조개): 색이 진하고 딱딱함
- 채소절임, 생선조림

음식은 본능에 따라 먹어라

육상동물 가운데 가장 크고 체중 6,500킬로그램을 자랑하는 코끼리
도, 신장이 6미터나 되는 기린도, 쇠고기와 우유를 제공해주는 소도
풀만 먹는다. 이빨이 납작한 초식동물이기 때문이다.

이와 대조적으로 사자나 호랑이, 치타 등은 이빨이 날카로운 육식
동물이므로 고기만 먹는다. 이처럼 동물의 식성은 이빨 형태로 결정
된다.

인간의 치아는 32개인데 그중 20개(20/32＝62.5퍼센트)가 곡물용

어금니, 8개(8/32=25퍼센트)가 채소, 과일을 씹어 먹기 위한 앞니, 4개(4/32=12.5퍼센트)가 육류와 알, 생선 등 육식용 송곳니이다.

따라서 인간은 곡물을 중심으로 채소, 과일, 해초를 먹고 고기나 생선, 알류는 조금만 먹는 것이 몸의 생리에 가장 맞는다는 것을 알 수 있다.

우선 치아 형태에서 살펴본 영양학을 염두에 두고 자기가 좋아하는 것을 먹으면 된다. 감기에 걸린 사람에게 갈근탕을 마시게 하면 '맛있다'고 하는데, 다 나은 후에 다시 주면 맛이 없어서 못 먹겠다고 한다.

여성들이 혈액 흐름에 문제가 있어 어깨 결림, 두통, 현기증, 이명, 눈 충혈, 생리불순, 생리통 등이 생기면 체력이 약하고 피부가 희며 통통한 여성은 당귀사역산(當歸四逆散), 체력이 중간 정도인 여성은 계지복령환, 체력이 좋은 여성은 도핵승기탕을 처방한다.

진찰할 때 용모를 보고 어떤 약을 처방할지 정하는 것이 보통이지만 문진하거나 직접 진찰해도 세 가지 가운데 어느 것이 적합할지 판단하기 어려운 경우가 있다. 그때는 세 가지 약을 조금씩 핥아보게 하여 본인이 맛있다고 하는 것을 쓰면 효과가 있다. '지금 자신에게 필요한 것이 몸에 들어왔을 때 맛있다고 느끼는' 것이 본능이기 때문이다.

더울 때는 몸을 차게 하는 맥주, 날 채소, 새콤한 것, 수박 등이 맛있게 느껴지며, 추울 때는 몸을 따뜻하게 해주는 된장국이나 전골 등이 맛있는 법이다.

공복에는 무슨 음식을 먹어도 영양분으로 작용하기 때문에 시장이 반찬이라는 말이 딱 맞는다. 따라서 '음식'은 본능에 따라 편식해도 상관없다.

냉증이 있는 사람이나 추운 지역에 사는 사람이 염분이 많은 음식을 즐기는 것은 소금이 몸을 따뜻하게 하기 때문이다.

원래 '생명'은 바다에서 탄생했기에 바다에는 무언가를 만들어낸다는 의미가 있다. 콧물도 혈액도 짭조름하므로 인간의 60조 개 세포는 지금도 바닷물에 잠겨 있다고 할 수 있다. 그러므로 소금을 나쁘다고 여기는 것은 정말 이상한 논리다.

전에는 광부들이 땀을 너무 많이 흘린 나머지 염분부족 상태에 빠져 경련을 일으키다 사망하는 일이 많았기 때문에 지금 광부들은 소금을 먹으며 일하는 것이 습관이 되어 있다.

미국에서 20만 7,797명의 생활실태를 조사한 결과 미국 사람들의 하루 식염섭취량이 적은 사람은 2~3그램 이하, 많은 사람은 13그램 이상이었다.

염분 섭취량에 따라 네 그룹으로 나누어 조사했더니 염분 섭취량이 적은 그룹이 가장 단명했고, 섭취량이 많은 그룹이 가장 장수했으며, 뇌졸중이나 심장병 등의 질환도 적었다고 한다.

이 연구를 한 알더만 박사의 논문은 세계에서 가장 권위 있는 영국의 의학지 「랜싯(Lancet)」에 1998년 게재되었다. 여기에서 알더만 박사는 "소금이 몸에 나쁘다고들 하는데, 그렇다면 어째서 세계에서 염분 섭취량이 가장 많은 일본인이 가장 오래 살까?"라며 비판했다.

마지막으로 새우, 게, 오징어, 문어, 조개, 굴 같은 어패류가 고콜레스테롤 식품이라는 것은 잘못 알려진 것임을 밝혀둔다. 1977년 당시 오사카대학 내과 야마무라 유이치(山村 雄一) 교수가 기존의 비색법이 아니라, 효소법으로 앞서 말한 어패류의 콜레스테롤을 측정하여 콜레스테롤 함유량이 매우 적다는 사실을 밝혔다.

그리고 후에 이런 어패류에는 함황아미노산(황성분이 들어간 아미노산)인 '타우린'이 많이 들어 있어 다음과 같은 효능이 있다는 사실도 알려졌다.

- 혈압을 낮춘다.
- 혈전을 용해한다.
- 간을 강화한다.
- 부정맥을 개선한다.
- 심장기능을 강화한다.
- 담석을 용해한다.
- 당뇨병을 예방한다.

- 암의 전이를 예방한다.
- 근육의 피로를 덜어준다.
- 시력 강화를 돕는다.

생명의 근원인 바다에서 잡히는 생선(어육에 들어 있는 기름 EPA는 혈압강하, 혈전용해 작용이 있음)이나 어패류, 해초류(다당류인 후코이단에는 항암효과, 라미나린 등의 아미노산에는 혈압강하효과가 있음)가 건강에 기여하는 부분은 상당하다.

小食

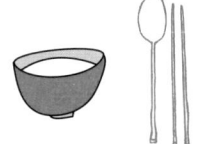

제6장

'소식'으로 병을 치료한
사람들의 이야기

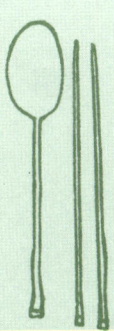

小食

수기 1 중성지방과 콜레스테롤 수치가 놀라울 정도로 개선되다

『'몸을 따뜻하게' 하면 병은 반드시 낫는다』를 읽고 열심히 실천했습니다. 5월에 시작하면서 아침에는 대부분 생강홍차를 마셨습니다. 가끔 당근 · 사과주스도 먹었지만, 점심에는 메밀국수, 참마, 생강, 미역을 중심으로 먹고, 저녁에는 현미밥에 반찬은 되도록 일본식으로 만들어 먹었습니다. 표에서처럼 장년중성지방과 콜레스테롤 수치가 높아서 걱정하던 중이었습니다. 게다가 체온이 35.3도였지만 36.2도까지 상승했습니다. 체중이 줄어서 걱

160

정이지만 몸에 좋겠거니 싶어서 계속하려고 합니다. 저에게 맞는 조언을 좀 부탁드립니다.

- Y.K(67세 남성)

Y.K님께

보내주신 글 잘 받았습니다. 먼저 감사합니다. 혈액검사 일람표를 봤습니다만 놀라울 정도였습니다. 검사수치를 이렇게 정상화할 수 있는 약은 이 세상에 존재하지 않으며, 있다고 해도 약에는 부작용이 따르기 마련입니다. 하지만 Y.K님은 다음과 같이 훌륭한 개선을 보이고 계십니다.

- 높은 y-GTP 수치(서양의학에서는 알코올 과잉, 자연의학에서는 체내 수분 과잉) 개선!(정상치 60 이내)
- 중성지방도 놀랄 정도로 개선(정상치 150mg/dl 미만)
- 총콜레스테롤 수치 개선(정상치 219mg/dl 이내)
- HDL콜레스테롤(동맥경화를 막아주는 좋은 콜레스테롤)은 총콜레스테롤이 줄어들었음에도 변화 없이 상당히 좋음
- 혈당은 정상치 110mg/dl 미만이므로 당뇨병 중간상태=175 정도였는데 극적으로 개선됨
- 동맥경화지수 개선

小食

〔체중 52~56킬로그램〕

	H18-08-20	H19-02-17	H19-06-06
γ-GTP	85	92	24
중성지방	182		48
총콜레스테롤	216	238	183
HDL콜레스테롤	48	49	48
혈당	175	97	87
동맥경화지수		3.86	2.8
체중(키 163센티미터)		53kg	48kg

(*몸 상태는 좋지만 체중이 줄어드는 것이 걱정됨)

체중감소는 이제껏 몸속에 축적되었던 여분의 지방, 수분(뭐니 뭐니 해도 체중의 60퍼센트 이상이 수분이므로), 노폐물을 지금의 소식(하루 두 끼)으로 배출하고 진정한 건강체가 되었다는 증거입니다. 앞으로 똑같은 식생활을 계속해도 체중이 조금씩 되돌아갈 것이라 생각합니다만, 비만인 사람들이 먼저 병으로 죽는 경향이 강하니 체중감소는 메타볼릭 신드롬 예방에도 좋습니다.

다만 앞으로 걷기, 스쿼트 등 근육운동으로 근육량을 늘리면 건강하게 체중을 늘릴 수 있을 것입니다.

'몸 상태가 좋다'고 하셨으니 아무 걱정하지 마시고 이 건강법을 계속하시기 바랍니다. 앞으로도 건강하시고 행운이 함께하기 바랍니다.

– 이시하라 유미 드림

수기2 비만과 우울증을 동시에 치료하다

처음으로 펜을 듭니다.

지난 5월 이시하라 유미 선생님의 『'한 끼 거르기' 건강법』을 읽고 매우 감명받은 사람입니다. 그 뒤 2개월 동안 선생님의 저서를 10권이나 사서 읽고 지금은 완전히 선생님의 '건강 · 질병론' 신봉자가 되었습니다. 저는 45세, 키 170센티미터 남성으로 '약국'을 운영합니다.

원래 신경질적인 타입으로 어릴 때부터 등이 근질근질하거나 화장실에서 누가 옆에 있으면 소변이 나오지 않았습니다. 그래서 부모님께 다양한 증상을 호소하며 걱정을 끼쳐드렸습니다.

중학교 때부터는 시험스트레스 때문에 심한 졸음을 느끼기도 하고 나르콜렙시(narcolepsy, 기면발작) 같은 증상 때문에 고민이 많았습니다.

학교뿐만 아니라 학원을 가거나 과외를 받을 때도 그런 증상은 나아지지 않았습니다. 게다가 잡념이 가시질 않아 집중력이 떨어졌으며, 무기력, 억울함, 피곤함 등 다양한 불안증상이 있었는데, 이는 고등학교에 진학해서도 마찬가지였습니다. 대학 때 시작된 비만은 지금까지 계속되고 있으며, 회사에 취직한 이후에는 우울증 때문에 2년 만에 퇴사했습니다.

결국 저 같은 체질은 회사 생활이 어렵겠다 싶어 가업인 약방을 이어받아 29세 때부터 이곳에서 제 가게를 운영하고 있습니다. 18세부터 지금까지 병원을 세 번 바꿨고, 현재 정신과 통원치료를 받고 있습니다. '소강상태를 유지하면서도 우울증 약을 끊지 못해 작년까지 계속 복용했습니다.

서양의학의 한계를 느낀 저는 재작년에 한의사를 찾았고 이후 계속 그곳에 다닙니다. 거기서 지은 한약이 효과를 보여 몸 상태도 좋아지고 작년에는 우울증 약도 끊었기에 지금은 정신과에 가서 상담만 할 뿐 약은 받지 않습니다. 정말 고마운 일입니다.

하지만 오랫동안 계속되던 3대 증상인 기력이 떨어지고, 몸이 무거우며, 밤에 숙면을 취하지 못하는 것만은 낫지 않습니다.

올해 초 혈액검사에서 이대로 가면 성인병으로 진행된다는 이야기를 듣고 정신이 번쩍 들어 4월부터 다이어트를 시작했습니다. 그 직후에 선생님께서 쓰신 책을 만났고, 지금까지 제가 겪은 증상의 원인이 무엇인지 알고는 충격을 받았습니다.

아무도 원인을 알려주지 않았던 우울증이나 심한 피로감, 숙면을 취하지 못하는 증상을 비롯해 비정상적인 땀, 두근거림, 목구멍이 막히는 심각한 느낌 등 모든 것이 어혈에서 기인한 것이었습니다.

4월에 다이어트를 시작할 때 86킬로그램이던 체중은 선생님의 책을 만난 5월 초에는 83킬로그램으로 줄었으며, 그 무렵부터 몸에 놀라운 변화가 찾아왔습니다. 기분이 평소와 달리 좋아졌으며, 몸도 가볍게 느껴지기 시작했습니다. 체중감량과 함께 찾아든 몸의 변화는 정말이지 기대 이상이었습니다.

저는 5월 말부터 아침은 당근 · 사과주스 두 컵, 점심은 메밀국수, 배가 고프면 생강홍차를 마시는 이시하라식 기본식을 시작하여 겨우 2주 만에 3킬로그램을 줄일 수 있어 매우 놀랐습니다.

다이어트를 시작한 지 2개월 반이 된 지금 체중은 8킬로그램 줄었고 기분은 몹시 좋으며 몸은 가벼워졌습니다. 그리고 선생님의 책을 읽고 이론적으로 공감하여 공복이 심할 때는 '잘하고 있는 거야'라며 스스로 달래고 있습니다.

지금까지 운이 좋은 삶을 살았다고 할 수 없던 저도 작년에 결혼하여 지난달에는 딸까지 얻어 늦었지만 운이 트였구나 싶습니다. 그야말로 소식하고부터는 성격도 밝아졌고, 실제로도 좋은 일이 많이 생겨서 기쁩니다.

올바른 건강이론을 알려주신 이시하라 선생님은 제 생명의 은인 같은 분입니다. 선생님이 하는 일이 다 잘되기를 기원하며 감사 인사를 전합니다.

— N.K (45세 남성)

다음으로 내가 설립한 이즈의 '단식도장', 히포크라틱 사나토리엄 체험기를 소개한다.

수기3 식(食)을 줄이고서야 식(食)을 알다

제가 31세 때인 1972년 2월에 어머니, 5월에 아버지가 연이어 돌아가셨습니다. 당시 어머니는 62세셨습니다. 올해 나는 돌아가신 어머니의 나이를 맞이했습니다.

제가 부모님께 가장 감사하는 것은 이 세상에 태어나게 해주신 것과 지금까지 큰 병 없이 살 수 있게 건강한 신체를 주신 것입니다.

어깨를 다치기 전인 고등학교 1학년 때까지 건강하던 저는 야구로 나날을 보냈습니다. 하지만 야구를 포기하면서 조금씩 엇나가기 시작했습니다. 그때부터 폭음폭식하게 되었고 결국 20대 후반에 95킬로그램을 넘어서기에 이르렀습니다.

당연한 결과이지만 혈액검사에서 부적합 수치가 나오고 요산성 관절염도 두 번이나 발병했습니다. 생활습관병 예비군 진단을 받았기에 약간의 식사제한과 운동으로 73킬로그램까지 체중을 감량했습니다.

50세 무렵부터 단식해야겠다고 생각하던 저는 이번에 기회가 되어 10일간 단식할 수 있었습니다. 단식 장소는 이즈의 '히포크라틱 사나토리엄'이었습니다. 이시하라 선생님의 강의는 매우 유익했습니다.

"여러분, 매일매일 세 끼를 먹고 오늘까지 잘도 살아계셨습니다."로 시작하는 이야기는 충격적이었지만 웃음이 끊이지 않았습니다.

이야기는 무척 간단했습니다. 병은 몸의 냉증, 과식, 스트레스, 운동부족 때문에 생긴다. 그러니 식사 횟수를 하루 한 끼로 줄이고 몸을 따뜻하게 하며, 감사하는 마음으로 스트레스를 날려버리고 만보걷기를 생활화하면 틀림없이 건강이 따라올 것이라는 이야기였는데, 상당히 설득력 있는 강연이었습니다.

단식할 때 식단은 아침에는 당근주스 세 컵, 10시쯤에는 맑은 된장국, 점심에는 당근·사과주스 세 컵, 3시에는 생강탕, 저녁에는 당근·사과주스 세 컵, 그밖에 음료로는 생강탕(흑설탕가루를 넣어서 마심)과 차를 계속 마셨습니다.

단식 중에 가장 놀란 것은 평상시보다 체력이 더 좋아진다는 것입니다. 아침저녁으로 한두 시간 이상의 산책과 입욕, 사우나, 때로는 골프로 몸을 꽤 혹사시켰는데도 평소보다 피로를 덜 느꼈습니다. 게다가 공복감이 거의 없다는 사실도 놀라웠습니다. 스스로 체력에 놀라고 인간이 지닌 생명력에 감탄했습니다.

단식하면 배설반응이 오는데, 제게 가장 먼저 온 반응으로는 혀에 하얗게 설태가 생겼고, 소변이나 몸에서 약간 이상한 냄새가 났습니다. 그 이상 반응은 없었습니다.

나는 단식으로 공복감과 식사에 관한 생각이 바뀌었습니다. 즉 공복이야말로 자연치유력이 가장 활성화되는 중요한 시간이며 몸에 생기를 찾아준다는 점을 알았고, 음식물을 먹는 것에 감사하며 맛있게 먹는 것이 얼마나 중요한지 깨달았습니다. 그리고 식사(내 경우에는 저녁식사)를 중요하게 생각해야 한다고 배웠습니다.

또 감동한 것은 단식이 계속되면 의식이 싹튼다는 것을 느끼고, 마음이 풍요로워지는 것을 실감한다는 사실입니다. 몸에서 많은 것을 배설하면 의식이나 마음도 비워져서 소화작용에 사용하던 에너지가 인간의 근원적인 부분에 작용해 새로이 '에너지의 장'이 싹트는 게 아닌가 하는 생각이 듭니다.

이번 단식에서 배운 것을 참고하여 지금 제가 실천하는 것은 아침에 한 시간의 산책과 목욕(뜨거운 탕에 들어가는 것이 중요), 당근·사과주스와 흑설탕을 넣은 생강홍차로 아침식사, 점심에는 메밀국수 등의 면류를 먹으며, 저녁에는 무엇이든 먹는 것입니다. 물론 술도 적당히 즐깁니다.

이 덕분에 체중은 단식 전보다 5킬로그램 줄어든 68킬로그램이고, 혈액검사에서 요산성 관절염 경험자로서 걱정스러웠던 요산치(7.2 → 4.5mg/dl), 중성지방(305 → 67mg/dl)도 정상을 회복했으며, 구연산계 건강식품이나 요산치를 조절해주는 약에서 해방될 수 있었습니다.

지금 저는 식(食)을 줄이고서야 식(食)을 알았으며, 인간의 강한 생명력을 느낄 수 있었음에 감사합니다.

– Y.E(62세 남성)

Y.E는 현재 큰 회사 사장님으로 직원을 비롯한 많은 이에게 존경을 받고 있다. 약학부 출신(약사)으로 약학과 관련해 전문적인 지식도 갖추고 있다.

수기4 오랜 투병생활을 털고 일어나다

병과 거리가 먼 생활을 했기에 건강만큼은 자부하던 저는 18세 가을에 궤양성 대장염에 걸렸습니다. 의사에게 앞으로 완치 가능성은 없으며 평생 입원과 퇴원을 반복해야 한다는 선고를 들은 이후 4년. 끊임없는 복통과 설사 때문에 일상생활조차 뜻대로 되지 않았던 날들을 생각하면 지금의 건강은 꿈만 같습니다.

발병초기에 이시하라 선생님의 단식요법을 만나지 못했다면 지금도 투병생활을 하고 있을 겁니다. 아침에 눈을 뜨고 건강한 몸을 실감할 때마다 선생님의 단식요법을 만날 수 있었음에 고마워합니다.

고등학교 졸업 후 몸에 이상 징후가 나타났습니다. 9월부터 미국 대학에 입학하기로 되었고, 입시에서 해방되었다는 생각에 기뻐하면서도 대인관계로 고민이 많았던 시절이었습니다. 얼굴과 다리가 많이 붓고 때때로 혈변을 보기도 했지만 크게 신경 쓰지 않고 예정대로 미국으로 건너갔습니다.

생각보다 추운 그곳에서는 새로운 환경에 적응하느라 긴장해야 했고, 불규칙한 생활리듬, 지질과 당질에 편중된 식사, 운동부족이 증상을 더 악화시킨 듯합니다. 점차 하혈 양이 늘었고 빈혈, 두근거림, 현기증, 노곤함 등의 증상을 느꼈습니다.

또 수면 중에 땀을 많이 흘려 몇 번씩 옷을 갈아입어도 자고 일어나면 이불이 축축하게 젖곤 했습니다. 2개월도 안 되는 짧은 시간이었지만 이상을 느낀 어머니의 설득으로 긴급 귀국하여 궤양성 대장염이라는 병을 처음 진단받게 되었습니다.

진단을 받고 곧바로 투여하기 시작한 철분제와 스테로이드 등의 약품은 몸에 맞지 않아 양약으로는 치료할 수 없음을 실감했습니다. 그런 때에 장기간 단식요법을 해온 숙모가 이즈의 사나토리엄을 권했습니다.

이시하라 선생님께 처음 진찰받았을 때를 잊을 수 없습니다. 제 위에서 들리는 물소리를 확인하시고는 "수독입니다."라고 하셨지요. 몸이 차가운 탓에 여분의 수분이 쌓여 병을 일으킨다는 인과관계를 알기 쉽게 설명해주셨어요.

그때까지는 병의 원인을 알 수 없다고 생각했기 때문에 명쾌한 이론에 눈이 뜨이는 듯했습니다. 무엇보다 선생님의 소탈한 인품이 아픔과 불안으로 그늘졌던 마음에 더없이 위안이 되었으며, 반드시 나을 수 있다는 말씀 덕분에 큰 용기를 얻어 단식요법으로 꼭 병을 고치겠다고 결심할 수 있었습니다.

단식 효과는 금방 나타났습니다. 하혈 양과 설사 횟수가 놀랄 만큼 줄어 다음 해 2월에는 복학할 정도가 되었습니다. 유학지에서는 당근주스 등을 먹기 어려워 일본에서처럼 식사요법을 계속할 수 없었지만, 그래도 소식과 몸을 따뜻하게 하는 것에 유념하면서 건강을 지키려 애썼습니다.

아침식사 대신 홍차에 생강가루를 타서 마시고, 잊지 않고 복대를 착용

했으며, 추운 계절에는 손난로를 들고 다녔습니다. 그렇게 해도 학기말에는 몸이 약해졌기 때문에 겨울과 여름의 장기 방학 때는 꼭 사나토리엄에서 단식으로 몸을 회복한 뒤 신학기를 맞이했습니다.

발병 2년째, 기말시험을 마친 뒤 증상이 급격히 악화되어 물만 마셔도 설사해 탈수증상과 체력소모로 거의 누워 지낸 적이 있습니다. 친구들은 입원하라고 했지만 며칠 뒤 귀국하여 사나토리엄에서 회복할 생각으로 서양의학 시술은 계속 거부했습니다.

지금 생각하면 그것은 정말 잘한 선택이었습니다. 힘들게 이즈에 도착해서 2주 가까이 단식하자 위험한 상황에서 벗어났습니다. 그리고 이때를 마지막으로 증상이 완치되어 고통받지 않고 생활하게 되었습니다.

궤양성 대장염이 완치된 지금도 여전히 이시하라 선생님께서 알려주신 건강법을 지키고 있습니다. 아침은 먹지 않고 보온병에 담은 생강홍차를 오전 내내 마시며, 점심에는 콩을 섞은 현미밥에 갈은 무와 된장무침을 먹습니다. 저녁식사는 딱히 제한을 두지 않지만, 채소 중심의 일식을 즐겨 먹습니다.

투병생활로 얻은 수확이라면 눈으로 먹고 싶다고 생각하는 것과 몸에 필요한 것의 차이를 알게 되었다는 겁니다. 이전에는 우유나 단 과자, 소금이 적고 수분이 많은 음성식품에 기호가 편중되어 있었지만, 지금은 그런 것들을 먹고 싶다는 생각도 거의 안 듭니다.

또 몸이 보내는 냉증 표시에 민감해졌으며 체온 저하를 미연에 방지할 수 있게 되었습니다. 한여름에도 복대를 잊지 않고 착용합니다. 증상이 나타나기 시작한 병을 치유하는 것뿐 아니라, 아직 발병하지 않은 단계에서 증상을 예방하는 법을 배울 수 있게 해주신 선생님께 진심으로 고맙게 생각합니다.

― N.H (23세 여성)

수기 5　섭식장애를 넘어 건강하고 날씬해지다

제가 하루 한 끼만 먹는 생활을 한 지 그럭저럭 10년 넘게 흐른 것 같습니다. 기본적으로 아침에는 당근·사과주스, 점심에는 흑설탕이 든 생강홍차, 저녁에는 좋아하는 음식을 먹는 생활(중간에 간식은 가끔 먹지만)입니다.

그때까지 저(18~28세)는 다이어트라면 안 해본 것이 없었지만 그 영향으로 체중이 20킬로그램이나 늘었다 줄었다 하는 이른바 섭식장애를 앓았기에 입원을 반복하고 있었습니다.

입원 중에는 병원에서 주는 세 끼 식사를 꼬박 해도 포만감이 없고 배가 고픈 것도 잘 느끼지 못했습니다. 보통의 식사량이 어느 정도인지 모르는 상태가 되었기 때문에 퇴원하면 다시 또 요요현상이 왔습니다. 몸이 좋지 않아 이명이 들리고 생리불순으로 1년 반이나 생리가 없는 등 자신을 책망할 만큼 힘든 날들이 반복되었습니다.

즐거워야 하는 '먹는 행위'가 당시에는 고통이었으며, 육체적·정신적으로도 지쳐 있었습니다. 그때 우연히 접한 잡지에서 이시하라 선생님의 사나토리엄 관련 기사를 보고 그곳을 찾게 된 것이 제 식생활에 일대변혁을 가져왔습니다.

처음 진찰할 때 선생님께서 "괜찮아요, 살도 빠지고 치료할 수 있습니다."라며 아무렇지 않게 말씀하시기에 반신반의했습니다. 그때까지 세 끼를 꼬박꼬박 먹는 것이 다이어트로 이어진다고 믿고 있던 저는 선생님이 "당근·사과주스 단식을 하고, 하루 한 끼만 일식을 중심으로 좋아하는 것을 먹으라."고 하셔서 무척 놀랐습니다.

또 선생님께서 말씀하신 것이 모두 '과연 그렇구나!' 싶은 것들뿐이어서 어느새 선생님의 열혈신자가 되었습니다. 당근·사과주스 단식을 실시한 뒤 배가 고프다는 감각을 되찾았고, 가벼운 몸이 주는 쾌감도 다시금 실감했으며, 몸을 움직이고 싶다는 생각이 들어 의욕에 불타올랐습니다.

그 마음을 잊지 않고 평소 식생활도 선생님께서 권하신 대로 하기로 마음먹고 오늘날까지 하루 한 끼만 먹습니다. 식사요법에 익숙해진 지금은 아침, 점심에는 공복감을 거의 느끼지 않으며 저녁에 한 번 식사하면 충분합니다.

하루 한 끼라면 기름진 음식을 마음껏 먹겠지 하시는 분들도 계시겠지만, 오히려 담백한 일식을 즐기게 되었고, 보통 양만 먹어도 충분히 포만감을 느끼게 되었습니다.

먹는 것을 좋아하던 저는 참는 것이 가장 힘들었기에 좋아하는 음식을 먹을 수 있다는 것만으로도 스트레스가 풀리고 어느 순간부터 '말라야 한다'는 강박관념도 사라져 약에 의존하지 않게 되었습니다. 그리고 무엇보다도 맛을 느끼며 즐겁게 식사할 수 있어 기쁩니다.

지금 심신이 건강을 되찾았음을 실감하며 선생님께 고마워하고 있습니다. 이 글을 쓰기 위해 오랜만에 체중계에 올랐는데 신장 163센티미터, 체중 49킬로그램, 체지방 20퍼센트이니 이 정도면 만족스럽지 않습니까!

— 익명(39세 여성)

수기 6 안 먹는 건강법으로 암을 극복하다

저는 현재 체중 45킬로그램을 유지하지만 선천적 저혈압과 먹는 것을 좋아하는 성격 때문에 체중조절에 실패한 경험도 많습니다. 16년 전에 유방암에 걸려서 생체검사를 위해 환부를 절단하고 아무런 치료도 하지 않은 채 이시하라 선생님의 사나토리엄에서 단식을 실행했습니다. 그 결과 53킬로그램에서 45킬로그램으로 체중을 감량할 수 있었습니다.

그 후 아침에는 당근·사과주스를 마시고 산책을 계속했지만, 어느 겨울 아침에 마신 커피 한 잔 때문에 위산과다에 걸리고 말았습니다. 그래도 주스와 하루 두 끼를 실천했지만 3년 후 위 상태가 점점 악화되어 아침에는 시판 주스와 토스트, 커피로 바꾸었습니다.

그로부터 1년 후 유방에서 암이 재발했다는 것을 알게 되었습니다. 왜 재발했는지 불안했지만 어쩔 수 없이 온존술을 받고 귀가한 후 1주일 동안 주스 단식을 실천했습니다.

50대에 들어서 아침에 커피를 마시지 않으면 하루가 시작되지 않았으며, 집에서 만든 빵과 과자를 먹다보니 체중은 49킬로그램으로 늘어났습니다. 그리고 1년에 서너 번은 감기에 걸리고 발열이 1주일이나 계속되어 고생했지만 며칠만 단식하면 몸은 재빨리 회복되고 가벼워졌습니다. 그야말로 안 먹는 건강법이 저를 살린 셈이지요. 작년에 과자를 끊었더니 감기에도 안 걸리고 체중도 지금 상태로 줄었습니다.

재발수술을 받은 후 검사를 전혀 받지 않다가 최근에 검사를 받았습니다. 맘모그래피로 작은 석탄화가 있을 뿐 재발 위험이나 이상은 없음을 알 수 있었습니다.

61세인 남편도 아침을 당근·사과주스로 대신하면서 건강검진 결과가 나쁘지 않고, 요산치는 약간 높지만 정상수준입니다. 남편의 형제 셋은 요산성 관절염을 앓고 있습니다.

저는 여름에도 식욕이 떨어지지 않으며 땀을 많이 흘리고 가볍게 움직일 수 있습니다. 여행을 가면 배부르게 먹고 맛있는 것을 보면 못 참는 것은 예전과 똑같지만 '과식했으면 단식하라'는 선생님의 지시를 지키며 살아왔습니다. 이시하라 선생님과 사나토리엄 관계자 여러분께 감사 인사를 전합니다.

— H.U(59세 주부)

수기 7 하루 한 끼 건강법으로 삶이 풍요해지다

몇 년 전 되도록 안 먹도록 하라는 이시하라 선생님의 지도를 계기로 달라진 삶을 사는 사람입니다. 그날 이후 제 생활은 선생님이 말씀하신 건강법을 지키는 것이 기본입니다.

아침은 당근·사과주스로 시작하고 하루에 몇 차례 생강홍차를 즐깁니다. 식사는 한 끼나 한 끼 반 정도 하는데, 한 번 하는 식사가 하루의 가장 큰 이벤트입니다. 이렇게 생활하면서 건강은 매우 좋아졌습니다. 이 건강법을 만나게 된 것에 대해서는 깊이 생각해보지 않았지만, 어쨌든 대단한 건강법임에 놀라고 지금도 실행하고 있습니다.

몸이 가벼워진 것은 물론 제 성격까지 바꿔놓은 건강법에 놀라움을 금치 못합니다. 친하게 지내는 언니가 제가 얼마나 바뀌었는지 이야기하곤 하지요. "이렇게 달라지다니 놀랍다."는 말과 함께 말입니다.

성격 변화는 제 삶을 훨씬 풍요롭게 만들었습니다. 그리고 문득 시작한 행동이 가져온 결과에 기뻐하며 이전보다 훨씬 행동파가 되어 놀라울 뿐입니다.

실내에서 조용히 있는 게 다였던 제가 이번 여름에는 가족과 함께 가까운 산으로 등산을 다녀왔습니다. 이때도 안 먹는 건강법을 염두에 두고 산에 올랐습니다. 정말이지 믿어지지 않을 만큼 힘이 났습니다.

이렇게 간단하고 훌륭한 건강법이 단기간에 사람의 인생을 바꾸다니 감사할 따름입니다. 안 먹는 건강법은 저를 건강하게 만들어주었습니다. 그리고 오랜 기간 병에 시달린 남편을 건강하게 바꿔놓았습니다.

안 먹는 건강법 덕분에 저희 부부는 13년 만에 정상적인 부부생활을 만끽하고 있습니다. 올 봄 아들이 입시에 합격한 것도 부부 사이가 좋아진 덕분이라는 말을 듣고 다시금 이 건강법과 이시하라 선생님에게 고마움을 표합니다.

– N.E(여성)

수기 8 폭음 · 폭식의 병든 생활과 작별하고 당뇨병을 치료하다

오래된 습관인 폭음 · 폭식과 자동차 생활로 운동이 부족해 결국 몸이 비명을 지르기 시작했습니다. 병원에서 혈액검사를 받은 결과 당뇨병이라는 진단이 나왔습니다.

의사의 말을 듣고 아연실색해 그 길로 서점에 들러 당뇨에 관한 책을 대여섯 권 샀습니다. 책에 나오는 생검 수치를 비교하면서 계속 악화될 뿐이라는 말에 한 줄기 빛도 찾을 수 없었습니다. 고혈당에서 실명, 괴저로 인한 발 절단, 신부전, 간부전에 이르기까지 모두 죽음의 공포를 안겨주는 내용뿐이었습니다.

상심한 제게 서점 계산대에 있던 이시하라 선생님의 책이 눈에 들어왔습니다. 그 책이 삶에 희망과 에너지를 주었습니다. 저는 그렇게 이시하라 선생님과 만났습니다.

선생님의 저서를 너덧 권 구입하여 읽은 뒤 당근·사과주스, 생강홍차를 마시고 산책을 시작한 지 보름 만에 어렵게 선생님의 진료를 받을 수 있게 되었습니다.

진찰 후 "이대로 계속하시면 반드시 좋아질 것이니 걱정하지 마세요."라는 선생님의 힘찬 말씀에 자신감이 솟아났고 단식요법을 계속할 수 있었습니다.

	정상치	2007 2/2	2/14	3/14	4/13	6/13	8/21
체중(kg)		73.5	73.5	69.5	64.5	62.0	57.0
혈당(mg/dl)	109 이하	202	150	89		78	59
HbA1c(퍼센트)	4.3~5.8	8.3	8.2	7.1	6.0	5.4	5.2
알부민(g/dl)	3.8~5.3	–	4.6	4.7		4.6	4.7
GOT(단위)	10~40	–	45	27		23	21
GPT(단위)	5~45	–	65	35		21	20
γ-GTP(단위)	0~70	–	110	40		30	28
요산		–	7.5	6.4		6.9	6.0

2월 검사에서 8.3이던 HbA1c가 3월 14일에는 7.1로 줄었고, 간, 신장, 췌장과 그밖에 기관에도 이상이 없다고 했습니다. HbA1c수치는 4월 13일에는 6.0, 8월 21일에는 5.2로 개선되었습니다.

혈당치 역시 202에서 59로 떨어졌으며 체중도 반년 만에 16.5킬로그램이나 줄어들어 하루하루 생활이 즐거워졌습니다.

앞으로도 쓸데없이 많이 먹지 않고 소식을 계속할 생각입니다. 저를 수렁에서 건져 올린 것은 이시하라 선생님이십니다. 정말로 감사합니다.

추신: 꽃가루 알레르기도 개선되어 더욱 기쁩니다.

— M.W(남성)

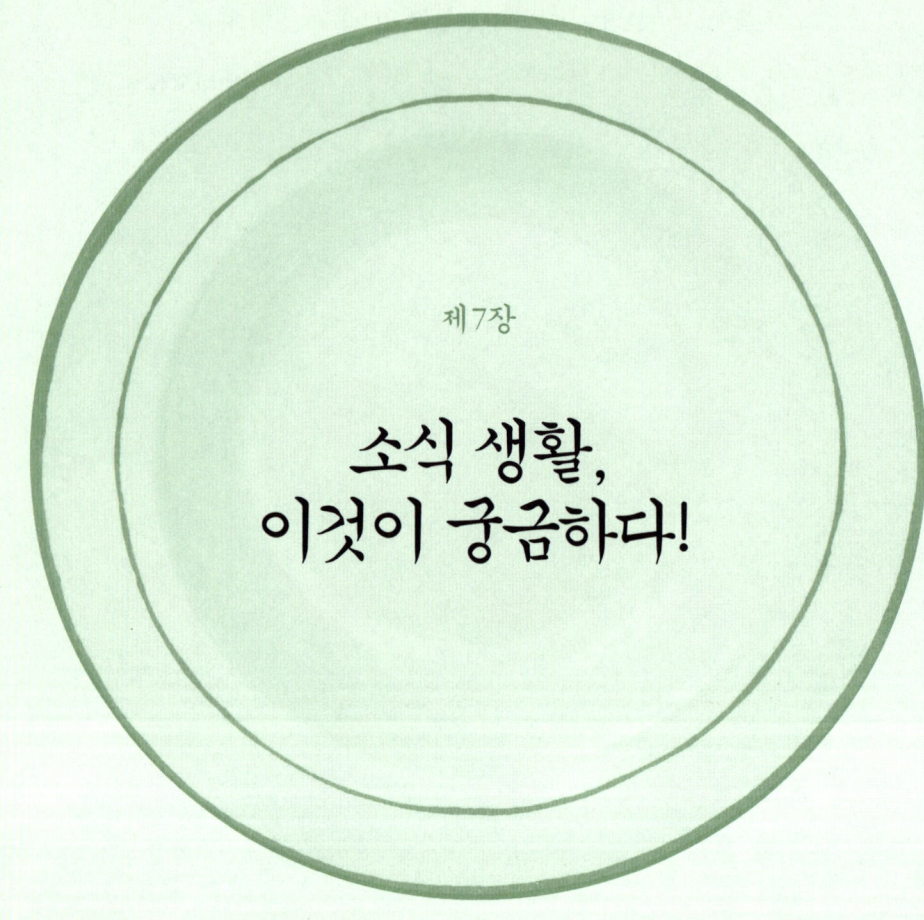

제7장

소식 생활,
이것이 궁금하다!

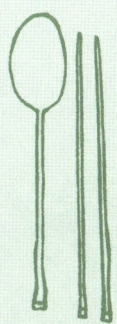

Q. '굶주림'과 '단식'은 어떻게 다른가?

Q. 하루 한 끼만 먹어도 되는 사람, 그렇지 않은 사람은 따로 있는가?

Q. '하루 두 끼 또는 한 끼' 생활, 얼마나 지속하면 될까?

Q. 어떤 증상이 나타나면 소식을 멈춰야 하나?

Q. 아침, 점심, 저녁 중 언제 굶는 것이 가장 효과적인가?

Q. 수분은 얼마나 섭취해야 할까?

Q. 당분은 얼마만큼 섭취해도 될까?

Q. 외식 중심의 생활에서도 소식을 실천할 수 있을까?

Q. 술을 마셔도 괜찮을까?

Q. 흡연을 계속해도 될까?

Q. 하루 한 끼로 갑자기 살이 빠지면 몸에 무리가 오는 것은 아닐까?

Q. 과식한 다음 날은 어떻게 보내야 할까?

Q. 병을 치료하는 중에 소식해도 될까?

Q. 채소를 싫어하는데 육식 중심으로 소식해도 될까?

Q. 한창 자랄 나이에 소식은 몸에 무리를 주지 않을까?

Q. 소식으로 몸이 너무 말랐는데 계속해도 될까?

小食

Q '굶주림'과 '단식'은 어떻게 다른가?

A 굶주림은 영어로 starvation, 단식은 fasting으로 전혀 다르다.
단식은 그리스도나 석가 같은 성인·군자들이 '깨달음'을 얻기 위해,
즉 정신적 수양을 위해 실행했다. 또 육체적 병을 치료하기 위해 동
서고금을 막론하고 예로부터 단식요법을 사용했다.

앞에서도 'fast'에는 '강하게 하다, 견고하게 하다'는 뜻이 있으며,
'심신이 건강해진다'는 의미가 포함되어 있다고 했다. 단식은 '심신
을 건강하게 할' 목적으로 날짜를 정해놓고 계획적으로 실시하는 것
이다.

하지만 굶주림(기아)은 지진, 화재, 홍수 등의 천재지변이나 산이나 바다에서의 조난, 빈곤 등으로 '먹고 싶어도 못 먹는' 상태를 강요당하는 것이다. '언제 먹을 수 있을까', '죽는 것은 아닌가' 하는 공포심을 갖고 사는 것이다.

따라서 '단식' 중에는 면역력을 높여주는 릴렉스 신경인 부교감신경이 우위에서 작용하는 데 반해, '굶주림'에서는 아드레날린이나 코르티솔 등 스트레스 호르몬 분비가 촉진된다. 또 혈압을 올리고 림프구를 줄이며, 과립구를 증가시켜 활성산소를 만들고 면역력을 떨어뜨리는 교감신경이 과도하게 긴장을 강요하여 병을 유발할 위험성이 있다. 그러므로 '굶주림'과 '단식'은 비슷하면서도 다르다.

Q **하루 한 끼만 먹어도 되는 사람, 그렇지 않은 사람은 따로 있는가?**

A 이 책에는 하루 한 끼 식사로 건강을 되찾고 멋지게 활동하는 분들을 많이 소개했다. 하지만 그렇다고 해서 이것이 모든 사람에게 적합하다고는 할 수 없다.

환자들이 "이 영양보충제를 먹어도 될까요?", "이 건강식품이 정말 효과가 있을까요?", "이 건강기구는 조금 비싼데, 살 만한 가치가 있을까요?" 같은 질문을 많이 한다.

그럴 때면 "저는 그런 건강식품이나 기구, 영양보충제를 사용해본

적이 없으니 뭐라 말씀드릴 수 없습니다. 다만 직접 사용해보시고 다음과 같이 몸이 '좋다'는 자각을 보인다면 계속해도 됩니다."라고 대답한다.

- 대변 배설이 좋아짐
- 소변 배설이 좋아짐
- 몸이 따뜻해짐
- 기분이 좋아짐

따라서 '아침에는 당근·사과주스나 생강홍차 한두 컵, 점심에는 메밀국수, 저녁은 뭐든지 먹는' 이시하라식 기본식을 실천해보고 그것만으로도 몸이 좋아진다면 계속하면 된다.

이처럼 하루 두 끼를 먹는데 '체중이 충분히 감량되지 않는다', '고지혈증, 고혈당=당뇨병 등 메타볼릭 신드롬이 개선되지 않는다'면 하루 한 끼만 먹고 상황을 살펴보자.

그렇게 해서 몸이 좋아진다면 한 끼를 먹는 생활을 계속하는 것이 좋다. 그런데 오히려 몸이 더 안 좋아졌다면 두 끼나 세 끼 식생활로 되돌아가보는 식으로 해서 '하루 한 끼', '하루 두 끼'를 절대적인 주장처럼 받아들이지 말고 임기응변식으로 자기 몸에 맞게 하는 것이 좋다.

어느 날은 한 끼를 먹고 또 어느 날은 두 끼를 먹어도 문제없다.

Q '하루 두 끼 또는 한 끼' 생활, 얼마나 지속하면 될까?

A '소식건강법'은 본인 의지와 본능·몸 상태에 반하면서까지 억지로 해야 하는 것은 아니다. 몸을 건강하게 만들려는 것이므로, '하루 두 끼 또는 한 끼'를 실천하여 몸도 좋아지고 각종 검사수치도 개선되었다면 반영구적으로 하는 게 좋다.

다만, 너무 엄격하게 하다보면 마음에 여유가 없어질 수 있으므로 몸 상태를 망가뜨리지 않는 선에서 하기 바란다. 배가 고플 때는 초콜릿이나 생강홍차, 과일 등을 먹어도 괜찮다.

Q 어떤 증상이 나타나면 소식을 멈춰야 하나?

A '소식건강법'을 실천했을 때 가장 많이 보이는 증상은 혈당저하에 따른 초조함, 두근거림, 현기증, 불안 등의 저혈당증상인데, 심하면 경련이 일어나거나 실신하는 경우도 있다.

따라서 '소식건강법'을 실천할 때는 사탕이나 초콜릿을 늘 주머니에 넣어두는 것이 좋다. 단, 야생동물도 인간도 기본적으로는 '공복'에 익숙해져 있으며 혈당이 내려갔을 때 사람의 체내에는 글루카곤,

아드레날린, 사이로키신 등 혈당상승 호르몬이 분비되어 작용하므로 걱정할 필요는 없다.

하지만 최근 수십 년 동안 포식 한계를 넘어온 현대인 중에는 46시간 동안 음식물을 섭취하지 않으면 혈당이 유지되지 못하는 상태로 바뀐 사람도 있다.

그러니 '소식건강법'을 처음 시작할 때는 사탕같이 단것을 들고 다닐 것을 권한다.

Q 아침, 점심, 저녁 중 언제 굶는 것이 가장 효과적인가?

A 앞에서도 말했지만 아침(breakfast)은 저녁 후, 특히 취침 중에는 아무것도 먹지 않고 단식(fast)한 상태를 멈추는(break) 것으로 먹는 식사라는 의미이다. 며칠 또는 1주일 동안 본격적으로 단식한 후에는 미음이나 죽 등으로 서서히 보통 식사를 회복하는 '보식' 기간이 필요하다.

그런 관점에서 아침은 단식 후 보식에 해당되니 가볍게 먹으면 충분하다. 일반적인 직장인이나 자영업자는 매일 늦게까지 일하고 저녁도 여덟시나 아홉시, 심지어 열시에 늦게 먹는 사람이 많다.

그런 사람들은 아침에 위장에 음식물이 남아 있어 식욕이 없는 경우도 많다.

게다가 아침은 '단내가 심하다', '소변이 진하다', '눈곱이 끼거나 코가 막힌다' 등 배설이 왕성한 시간대이다. 인간의 생리는 '흡수는 배설을 저해' 하고 거꾸로 '흡수하지 않으면 배설이 촉진되기' 때문이다.

즉 아침에는 혈중 노폐물을 버리고 혈액을 정화하여 건강을 증진하고 병을 막는 시간대라고 할 수 있다. 그때 아침식사를 꼬박꼬박 먹으면 배설을 방해하여 혈액의 정화반응도 일어나지 못한다. 이러한 사실을 볼 때 아침을 굶는 것이(당근·사과주스나 생강홍차는 위에 부담을 주지 않으므로 배설을 방해하지 않음) 생리에 가장 적합하다.

다만, 앞에서 말한 것처럼 직업 특성이나 젊었을 때부터 습관이 들어서 '아침을 거를 수 없는' 사람은 점심이든 저녁이든 자신이 가장 상쾌하고 효과적이라고 생각하는 한 끼를 거르면 된다.

Q 수분은 얼마나 섭취해야 할까?

A 사망원인 2위(심근경색)와 3위(뇌경색)가 혈전증이다 보니 혈액을 맑게 한다는 이유로 '수분을 될 수 있으면 많이 섭취하도록' 권하는 경우가 많다.

하지만 '과유불급' 이라는 말처럼 무엇이든 지나치면 좋지 않다. 수분 또한 지나치게 섭취하면 해가 된다는 것을 '수독' 이라는 표현으로 설명했다.

우주나 소우주인 인간의 인생은 '호흡(내쉬고 들이마심)', 'give and take', '출입구', '출납장', '헤아려주다' 처럼 모두 '내보내는 것을 먼저' 하여 건강의 항상성을 지켜왔다.

따라서 본래라면 수분도 입욕, 사우나, 운동, 노동처럼 체온을 높이고 발한, 배뇨작용을 촉진하여 체내에 있는 여분의 수분을 버리고 나서 목이 마를 때 마시는 것이 건강한 섭취법이다.

다만 운동이나 노동을 크게 하지 않는 사람이 수분을 섭취할 때는 몸을 따뜻하게 하고 발한, 이뇨작용을 촉진하는 홍차, 생강홍차, 허브티, 엽차 등을 마시길 권한다. 이런 음료라면 본능적으로 마시고 싶은 범위에서 충분히 먹어도 좋을 것이다.

Q 당분은 얼마만큼 섭취해도 될까?

A 인간의 몸을 이루고 있는 60조 개 세포의 에너지원은 거의 100퍼센트 당분에 의존한다. 따라서 '저혈당 발작' 은 있어도 '저단백 발작' 이나 '저지방 발작' 은 없다.

즉 대다수 사람들이 '단것' 을 좋아하는 것은 당연하다. 하지만 당분을 과잉섭취하면 예비군을 포함해서 1,620만 명이나 된다는 '당뇨병' 이 우려된다.

1955년경에서 50년이 지난 지금은 당분 원료인 쌀 섭취량이 절반 쯤, 고구마나 감자 등의 섭취량이 10분의 1로 급격히 줄어들었는데 도 당뇨병 환자는 빠른 속도로 증가하고 있다.

그래서 당뇨병의 원인은 고칼로리식품인 육류, 달걀, 우유와 버터, 마요네즈로 대표되는 고지방식품 과잉섭취, 당분을 소비하는 최대기 관인 근육의 노동이나 운동 부족이라고 지적받는다.

'소식'의 필수식품인 생강홍차에 넣는 흑설탕은 달기 때문에 많이 섭취하면 당뇨병에 걸리지 않을까 걱정하는 분이 있을지도 모른다.

하지만 최근 도쿄농대 영양학과 교수가 "흑설탕은 오히려 혈당을 낮춘다."는 연구결과를 발표했다. 몇 백 년 동안 흑설탕을 차에 곁들 인 오키나와에서는 당뇨병에 걸리는 사람이 내지인들보다 적었다. 이것만 봐도 연구결과가 옳다는 생각이 든다.

다만, 흑설탕이나 당분도 과하게 먹으면 본능이 '이제 그만'이라 는 거부반응을 보인다. 그렇게 되기 전에 적당한 선에서 멈추는 것이 중요하다.

Q 외식 중심의 생활에서도 소식을 실천할 수 있을까?

A '외식' 중심 생활로도 소식건강법을 실천할 수 있다. 인간은 30 억 년 전의 아메바(단세포생물)에서부터 한 번도 멈추지 않고 생명을

영위한 동물이다. 즉 30억 년 동안 지구에서 경험한 것을 유전자가 기억하며, 생명과 건강을 지키기 위해 좋고 싫어하는 감정을 표출하는데, 이를 '본능' 이라고 한다.

그러므로 '냉증' 인 사람은 몸을 따뜻하게 하는 된장, 간장, 채소절임, 명란젓, 치어포 등 염분이 많은 음식이나 육류, 달걀, 치즈, 청주 등을 본능적으로 원한다. 반대로 몸이 따뜻한 사람은 맥주, 위스키, 날 채소, 남방산 과일, 새콤한 음식, 빵, 청량음료 등 몸을 차게 하는 식품을 선호한다.

지금 자신의 본능이 원하는 식품이 그 시점의 몸 상태에 가장 좋은 식품이다. 그러니 먹고 싶은 것은 뭐든지 먹어도 된다.

다만 인간의 치아 형태로 보았을 때 곡물을 중심으로 채소와 과일을 많이 먹고, 육류, 달걀, 생선 등 동물성 식품은 적게 먹는 인간의 식성을 어느 정도 염두에 두어야 한다.

'일식 중심' 식사가 건강에 더욱 도움이 되는 것은 사실이다. 최근에는 '외식' 이라고는 하지만 술집이나 편의점에서도 가려낼 줄 아는 눈만 있으면 몸에 좋은 음식을 충분히 골라 먹을 수 있다.

Q 술을 마셔도 괜찮을까?

A '술은 백약의 으뜸' 이라는 말이 있는데, 어떻게 마시느냐에 따

라서는 이 말이 옳을 수도 있다. 노랫말에 나오듯이 술이 지닌 최대 효능은 스트레스를 날리는 것이다. 최근에는 술의 효능이 점차 과학적으로 해명되고 있다.

- 스트레스 해소
- NK세포의 활성도를 높여 면역력 향상: '청주와 그 효과' (애히메 대학 오쿠다 교수, 1996)
- 암 억제효과: '청주에 들어 있는 저분자량성분이 발암 억제' (아키타대학 타카자와 명예교수)
- 좋은 콜레스테롤(HDL)을 늘려 허혈성 심장병(협심증, 심근경색) 예방
- 뇌를 활성화해 치매나 알츠하이머병 예방: '하루 한두 잔의 적절한 술이 학습능력이나 추진력을 향상시킨다' (미국 인디애나대학, 크리스천 등, 1997).
- 식욕증진
- 진정·수면작용
- 혈관 내벽세포의 유로키나제 생산을 높여 혈전(뇌경색, 심근경색) 예방

이상의 효능은 모두 청주 두 홉, 맥주 두 병, 위스키 석 잔, 와인

두세 잔, 물 탄 소주 서너 잔 이내의 적정량을 마셨을 때를 기준으로 한 것이다.

Q 흡연을 계속해도 될까?

A 흡연은 폐암, 인두암을 비롯한 각종 암의 원인으로 작용하며, 함유성분인 니코틴이 혈관을 좁혀 혈압을 상승시키므로 심근경색이나 뇌경색의 원인이 되어 '백해무익' 하다는 것이 일반적인 견해이다.

하지만 니가타대학 의학부대학원 교수이자 세계적 면역학자 아보 토오루(安保徹)는 "아메리칸 인디언이 시작한 '기호(嗜好)' 습성이 전 세계로 확산되어 수백 년이나 지속되고 있으니, 담배는 사람들이 말하는 것만큼 해로운 것은 아니다."라고 했다.

흡연으로 체열생산에 좋은 갈색지방세포의 작용이 활발해지므로 체열이 상승되고 비만을 예방한다는 연구도 있는데, 이는 신빙성이 있다. 금연한 후 점차 살이 찌더니 지방간이나 요산성 관절염 등으로 고생하는 사람도 적지 않다.

다만, 브리크만이 통계학적으로 만들어낸 브리크만지수＝(1일 흡연 개비 수)×(흡연연수)가 400을 넘으면 폐암이나 만성폐색성폐질환(폐기종, 만성기관지염)에 걸릴 가능성이 높아진다고 한다.

따라서 이러한 사실에 주의하면서 스트레스 해소를 위해 적당히 흡연하기 바란다.

Q 하루 한 끼로 갑자기 살이 빠지면 몸에 무리가 오는 것은 아닐까?

A '하루 한 끼 또는 두 끼'를 먹는 소식생활을 시작하면 처음 하루, 이틀 동안 1~3킬로그램, 1주일이면 2~5킬로그램 정도 체중이 급격히 줄어드는 분이 있다.

그것은 소식하면 '흡수는 배설을 저해한다'의 반대로 배설, 특히 배뇨작용이 좋아지기 때문이다. 어차피 체중의 60~65퍼센트가 수분이므로 배뇨가 촉진되면 처음에는 살이 금방 빠진다(즉 살이 찐 사람은 대부분 '물살'이 있다). 물론 그 후에는 지방이나 노폐물 또는 질병세포가 서서히 연소되어 배출되므로 체중은 완만하게 줄어든다.

만약 체중이 급격히 줄어 '몸이 처지는' 기분을 느낀다면 '염분'을 보충하면 된다. 물과 소금은 함께 작용하므로 배뇨가 잦아지면 체내 염분이 적어져 무기력감을 느끼는 사람이 많다. 특히 하루 한두 끼를 당근·사과주스로 대체하는 '소식' 건강법을 실천하면 주스의 칼륨이 나트륨(염분)을 강력히 밀어내므로 그러한 경향이 심해진다.

이제껏 수없이 말한 것처럼 살이 급격이 빠져도 '대소변 배설이 잘되고', '몸이 따뜻하며', '기분이 좋은' 조건을 만족한다면 전혀 문제

될 것이 없다.

살찐 사람을 더욱 살찌게 하는 성분은 수분, 지방, 노폐물이므로 이러한 성분이 배출되어 살이 빠지는 것인데, 득이 되면 되었지 해는 없다. 그렇지만 체중을 급격히 감량해도 근육만은 빠지지 않게 주의하기 바란다.

근육은 앞에서 말한 것처럼 인체 최대 기관으로 면역력을 향상시키고, 심장·순환계 작용을 도우며, 뼈를 튼튼하게 하고, 기력을 유지하는 데 매우 중요하다. 그러므로 감량하더라도 걷기, 스쿼트 같은 근육운동을 게을리 하면 안 된다.

Q 과식한 다음 날은 어떻게 보내야 할까?

A '과식했다'고 자각하고 있으니 그 다음 날에는 하루 한두 끼 '소식'하면 좋다. 과식으로 지친 위뿐만 아니라 정신을 포함한 모든 장기가 '식사를 거르면' 가볍고 편안해지는 것을 실감할 수 있다.

Q 병을 치료하는 중에 소식해도 될까?

A 인간을 포함해 모든 동물이 병에 걸리거나 상처를 입으면 '먹기를 거부'하거나 '발열' 증상을 보임으로써 병을 치유하려고 한다.

병을 치료하는 면역의 주인공인 백혈구의 작용은 공복에 더욱 증강된다.

그러므로 투병 중이라도 '소식' 하는 것이 '기분이 좋고' '몸 상태도 좋다' 고 느낀다면 소식건강법을 실천해도 된다. 다만 당근·사과 주스나 흑설탕을 넣은 생강홍차를 마셔 비타민류, 미네랄류, 수분, 당분은 확실히 섭취해야 한다. 또 염분이 필요하다 싶으면 매실장아찌, 자연염으로 섭취하면 된다.

특별히 소식해야 좋은 병이 있다고는 생각하지 않는다. 소식을 해보고 '대소변 배설이 원활하다', '몸이 따뜻해진다', '기분이 좋다' 는 조건이 만족되면 어떤 병이든 소식해도 상관없다고 본다.

Q 채소를 싫어하는데 육식 중심으로 소식해도 될까?

A '채소' 는 비타민, 미네랄, 폴리페놀, 카로틴 등 약효성분인 화이트케미컬(식물성 화학물질)을 함유한 건강식품이지만 몸을 차게 한다는 단점이 있다.

피부가 희고 머리카락이 많으며 백발이 되기 쉽다고 하는 냉증(한방에서 말하는 음성체질)인 사람은 채소를 싫어하고 몸을 데워주는 육식을 좋아하기 마련이다. 본능이 요구하는 것이니 육식 중심으로 소식해도 괜찮다.

다만 소식으로 컨디션이 좋아지고 몸이 따뜻해지면 육식 양도 줄고 채소가 먹고 싶어질 날이 오리라 생각한다. 냉증인 사람은 채소를 먹을 때 열을 가해 조리하거나 몸을 따뜻하게 하는 소금, 된장, 간장 등을 넣어 요리하는 것이 좋다.

Q 한창 자랄 나이에 소식은 몸에 무리를 주지 않을까?

A 아기 입에 청량음료를 대면 저절로 고개를 돌리지만 당근 · 사과주스 등을 가져가면 좋아하며 마신다. 이처럼 현대영양학이나 서양의학에 관한 지식이 없는 아이들은 본능이 어른보다 발달했으므로 직관으로 정확히 판단할 수 있는 능력이 있다.

그래서 '먹고 싶고', '먹고 싶지 않은' 것은 아이 본능에 맡겨 스스로 결정하게 하는 것이 가장 좋다. 물론 성장기 아이라면 심각한 비만이 아닌 이상 무리한 소식은 좋지 않다고 본다. 그보다는 운동이나 근육노동을 하게 하여 배가 고프게 만들고 잘 챙겨먹게 하는 것이 바람직하지 않을까 한다.

Q 소식으로 몸이 너무 말랐는데 계속해도 될까?

A 여러 차례 말한 것처럼 한 번 시도해보고 어떤 방법이 다음 조

건에 맞는지 보면 된다.

- 대소변 배설이 원활하다.
- 몸이 따뜻해진다.
- 기분이 좋다.

이 세 항목을 기준으로 스스로 결정하기 바란다.

하루 세 끼가 내 몸을 망친다

펴낸날	초판 1쇄 2008년 10월 25일
	초판 11쇄 2014년 2월 6일

지은이	이시하라 유미
옮긴이	황미숙
펴낸이	심만수
펴낸곳	(주)살림출판사
출판등록	1989년 11월 1일 제9-210호

주소	경기도 파주시 광인사길 30
전화	031-955-1350 팩스 031-624-1356
홈페이지	http://www.sallimbooks.com
이메일	book@sallimbooks.com

ISBN	978-89-522-0995-5 13510

※ 값은 뒤표지에 있습니다.
※ 잘못 만들어진 책은 구입하신 서점에서 바꾸어 드립니다.